大展好書　好書大展

品嘗好書　冠群可期

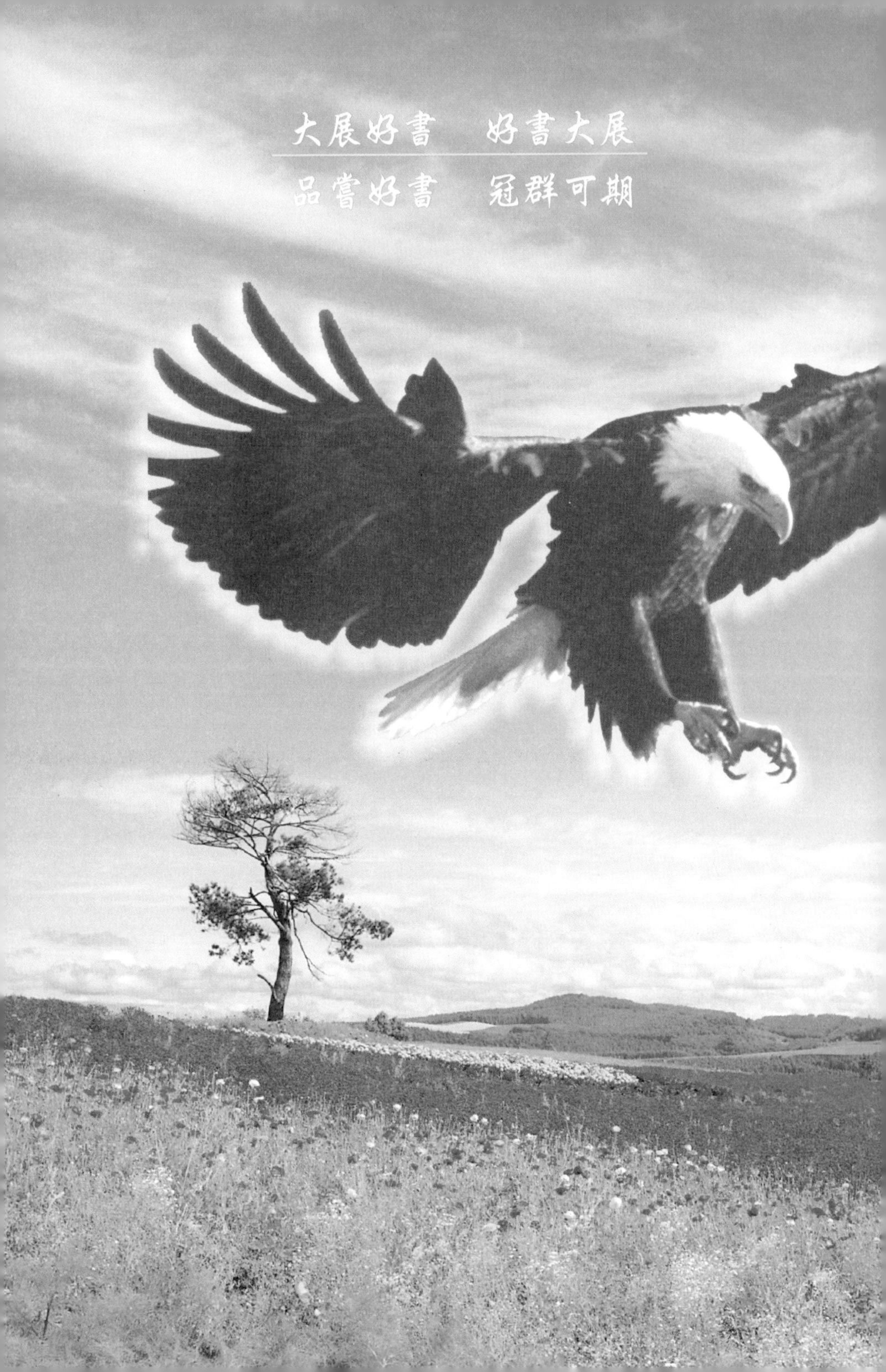

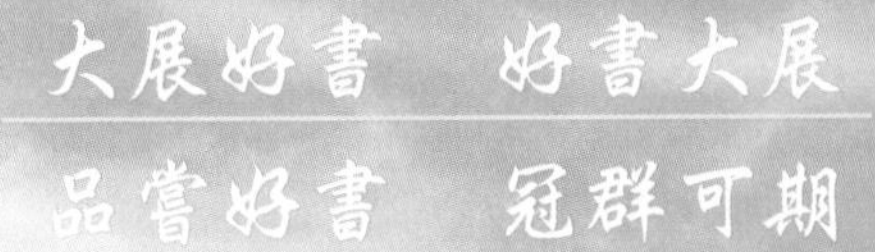
大展好書　好書大展
品嘗好書　冠群可期

健康加油站19

伍德和 編著

簡易萬病自療保健

大展出版社有限公司

前言

中醫學的歷史有三、四千年之久。連被尊為西洋醫學之祖的希波克拉底，是紀元前四～五世紀的人，由此可了解中國醫學傳統之久遠。

但是，最近的中醫學並非僅靠傳統及經驗。而是反覆不斷地進行科學性的實驗與研究，吸取西醫的優點而成為新的綜合醫學。

例如，刺激經穴治療法（針灸、指壓），從解剖學的立場來看，漸漸發現了新的經穴。

漢方藥亦是如此。並非只根據古典來開處方，而是想使新的藥理學的成果豐碩，充分發揮中藥所具有的威力。

自古就有食物即藥的觀念，也有益於各種疾病的食物研究。於此包括營養學的膳食而確立了新體系。

不，還有醫療體操的改良。如眾所周知，自古以來就有的太極拳等，關於改善體質和使疾病痊癒的體操術。

現在，即基於運動生理學編寫成書。如此將所有中醫學的最新成果簡潔地歸納的，就是本書。而且可以完全輕鬆地在家中進行。

西洋醫學所不能治癒的症狀和疾病，不妨嘗試本書介紹的治療法，必能讓您有意想不到的功效。

「流水不爭先」，請在參考本書時，不急不忙、慢慢地，正如長江的流水，一心一意於恢復健康上。

目錄

第三章　胃腸的疾病

第四章　難以啟齒的困擾

第五章　疑難雜症

第六章　中醫學的觀點

序章

漢方醫學改進多病體質

備受矚目的漢方醫學

今後醫學是漢方醫學＋現代醫學

美國紐約時報記者報導一項震驚全世界的消息：「中國成功地在外科手術採用針灸麻醉。」由於這個報導，過去忽略針灸治療的現代醫學專家開始重新認識其臨床效果。

實際上，在中國針灸等漢方醫學也有一段所謂的受難時期。

中國歷經抗日剿匪，戰禍頻仍，傷患及病人不計其數，況且既沒有現代化的醫院，醫藥又缺乏，受過現代醫學訓練的醫師也非常有限。而拯救此一事態的是傳統的漢方醫學及針灸師，在他們的努力下，傷兵的創傷得以痊癒，病人的症狀得以恢復。

目前的漢方醫學（中醫學）與現代醫學（西洋醫學）密切結合，相輔相成。

這叫「中西醫合作」或「中西結合」，產生「麻醉靠漢方醫學，手術靠現代醫學」偉大的「中西醫學」。

漢方醫學的長處是注重實際效果，不偏重於專注理論。因為漢方醫學的特色是，對於個人的疾病治療不實用的便放棄，有效的才流傳繼承。亦即，只求治療的效果。

另外，漢方醫學在肯定效果時，並非經由動物實驗，而直接以人體做實驗。期間並非五年或十年，在長達數千年的期間，經過人體實驗的結果，證明有效的才流傳後世。

然而，並非故意拿病人做人體實驗，出發點是基於想治好病人，而其努力的精華才流傳到今天。

身體的臟腑並非個別的，而是綜合的

以針灸或指壓而言，例如牙痛，有時治療位於手指的經穴合谷，看起來似乎與牙齒無關；又如胃腸不好，有時處理小腿附近的經穴足三里。

因此，常有患者面帶疑惑的表情詢問：「為什麼治療此種沒有關係的地方？」

其實，這是漢方醫學之所以為漢方醫學之處。因為漢方醫學乃是跟現代醫學完全不同體系的醫學。

人們在喝了一口冷酒後常說：「酒力滲透五臟六腑。」五臟六腑一詞便出自漢方醫學。正確的說，應該是六臟六腑，但並非解剖學上實在的臟器，而是指做為維持生命體的「機能」而言。

六臟六腑並非各自為政，而是彼此密切配合下，形成一體，發揮機能。因此，如果只治療發生病變的部分，效果不會很大，原則上應該綜合性的、整體上的加以治療。

談到此，如果不明白「陰陽五行說」，恐怕是很難瞭解的。

陰陽五行是中國古代的哲學思想，是中醫學的基礎觀念。

此一學說是天地自然的道理，從自然現象、國家政治，到個人命運與生活，無所不在，無所不包。最先陰陽說與五行說是兩種獨立的思想，後來融合在一起。

「就像大自然有黑夜與白晝，一切現象分別屬於陰或陽。就像大自然由植物、熱、土、礦物、液體五種物質所構成，萬物均由木、火、土、金、水五種元素所組成。如此大自然便能保持協調。」這便是此種思想的基礎。

人體有肝、心、脾、肺、腎、心包等六臟與膽、小腸、胃、大腸、膀胱、三焦等六腑（六臟六腑），這些臟腑也形成一個小自然。臟屬陰、腑屬陽，各臟腑分別基於陰陽的關係組合在一起，維持人體的生命活動。

即肝與膽、心與小腸、脾與胃、肺與大腸、腎與膀胱、心包與三焦互相搭配，相輔相成，保持陰陽的平衡，維持生命的健康。一旦此種平衡發生偏差便引起疾病。

此種理論認為肝與膽屬木，心與小腸屬火，脾與胃屬土，肺與大腸屬金，腎與膀胱屬水，分別屬於五行之一，當木、火、土、金、水維持平衡時，身體健康，一旦失去協調，臟腑便發生病變。

如此將人體視為一個小自然，將重點擺在自然與人體、臟腑的結合，綜合地、整體地加以把握，乃是漢方醫學的特徵。

身體的異常呈現於經穴

另一方面，漢方醫學以臟腑經絡論做為基礎理論。此種理論認為人體的表層有一種循環路徑——經絡，而生命的根本能源與血流經其中。

此種經絡共有十二道（稱為正經），各經絡分別聯繫六臟六腑，滋養該臟腑。又有八道與臟腑沒有直接關係的經路分佈於體內，稱為「奇經」，不斷調節十二道正經。

當陰、陽，木、火、土、金、水失去協調，六臟六腑便發生病變，經絡也將不順，氣血的循環便不佳，如此一來，經絡的某處便亮起紅燈。

此種地方稱為「經穴」。一旦亮起紅燈，經穴會出現疼痛或變硬，以手指或針灸加以刺激會引起反應（經穴也是氣、血容易滯留的地方）。

推拿療法或針灸療法等，乃是經由刺激此種反應點經穴，以促進氣血的流通，調整精力的過剩或不足。再者，刺激將透過經絡傳至發生異常的臟腑，以期臟腑的機能恢復正常。如果明白漢方醫學具有如此的概念，當可明白牙痛為何治療手部的經穴。

中醫學從湯液療法（使用漢方藥的療法）到針灸、按摩、養生（運動療法或食療等）範圍相當廣泛。其中食療也是重要的療法之一，在中國甚至有「醫食同源」的說法。另外，運動自古即為不老長壽的技法，「導引」「太極拳」等醫療體術頗為盛行。

話雖如此，要治療疾病維持健康，只靠針灸、服用漢方藥是不夠的，平常便必須注重食養與運動。

本書基於這樣的觀點，對於治療「常見病」、「疑難雜症」，介紹以下四種療法，做為治療上的四大支柱：①推拿療法（一般所謂的指壓、按摩）、②體育療法、③食物療法、④中藥療法（一般所謂的漢方藥療法）。

另外，附有臨時的救急方法與平日的自療法。因此，平時只要每天切實施行這些療法，不僅你的苦惱一掃而空，甚至能夠增強體力，延年益壽。

希望治好病痛，維持健康的人，往往有操之過急的傾向，但開始時應該循序漸進、從簡單的著手，這一點非常重要。

倍增效果的漢方醫學治療秘訣

推拿療法——最新發現功效卓著的「新穴」

●「快速即刻恢復」是推拿的優點

所謂「推拿」恐怕有人覺得生疏，其實，它是中國自古流傳下來的按摩。「推」是時下的指壓，「拿」是抓的意思。

基於「快速即刻恢復」的原因，推拿療法與針灸在中國是最受歡迎的傳統治療法。因為它不需要工具，也不必使用藥物，單靠手指便能治療，最為方便。

推拿當然施加於經穴，本書出現許多一般人聞所未聞的經穴名稱，甚至可說是目前坊間的經穴圖上找不到的。因為它們是最新的中醫學臨床或研究所發現的「新穴」，而且實際用於治療後，證明確實有效，可說都是精挑細選的。

標明主穴的地方，是務必要施加推拿的重要而且特效的經穴。副穴是輔助主穴的，施加推拿，效果更好。

推拿的手法相當多，但是一般人做時，採用以下的方法即可。如果併用數種，效果更好。

●採用「指按法」仔細搓揉

以大拇指的指腹上下左右搓揉特定的經穴或患部，以四指搓揉也無妨。原則上一處經穴刺激五～六秒，次數隨症狀與經穴的位置而異，大約五～十次。

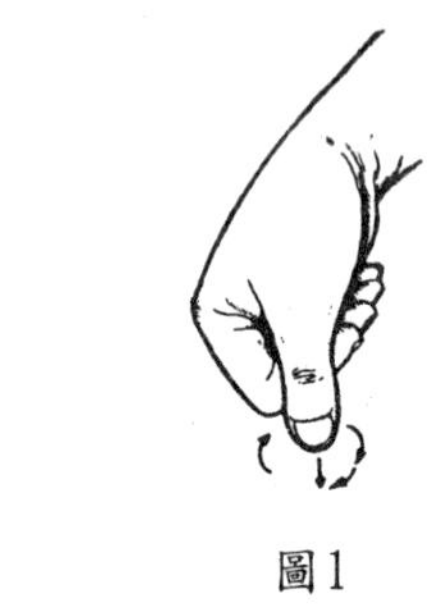

圖1

●採用「拳按法」用力按摩

患部如在胸腹等面積廣泛的地方，不妨採用四指、手掌或拳頭的「拳按法」。

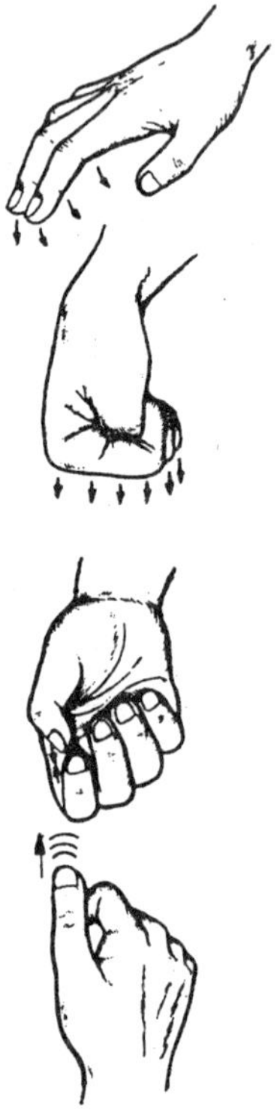

圖2

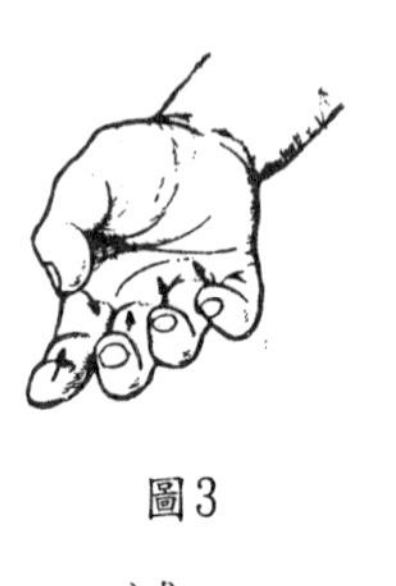

圖3

●採用「拿法」減輕疼痛

使用手掌與手指抓捏搓揉身體也有效。皮膚發紅時，有消腫、減輕疼痛的功效，另外，也有改善局部營養狀況的效用。

●採用「指甲指壓」給予強烈的刺激

以大拇指的指甲對特定的經穴或患部施以強烈的刺激，或以大拇指與食指擰捏，施加刺激即可。

指甲指壓法一般是在急救時採用的。

中式體育療法——五分鐘的運動改善體質

●體育才是「養生之道」

本書介紹的體育療法乃是從中國自古流傳的「導引」「氣功」「動功」「太極拳」等所謂的運動療法，擷取精華，編排而成的。體育做為「養生之道」，在中國非常受到重視。

中國人是極其樂天開朗的民族，是現世肯定主義者，認為現世應該活得快快樂樂，完全不考慮死後的世界。因此，疾病或衰老等是妨礙快樂人生的敵人，而最大的敵人便是死亡，死亡給快樂的人生帶來句點，是最可恨的敵人。

因此，古代的中國人便以自己的身體做為實驗的對象，研究如何儘量延緩死亡的方法。而檢討先人想出來的對策加以改良，終於完成令人驚訝的體系。這便是在導引等所代表的醫療體術。

清晨前往公園、廣場，便可明白醫療體術在中國是如何的根深蒂固。早晨天還沒有亮，男女老幼便聚集起來，開始打太極拳。太極拳的基礎在於導引，另外加入拳術、吐納術（一種呼吸法）等自古相傳的體術，便是目前的太極拳。

不僅太極拳，中國的醫療體術均包括以下數項：

①吐出舊的，吸入新的「氣」。

②伸屈身體，促進「氣與血」的流通。

③藉著按摩或指壓，祛除身體的不順或失調，使「氣」的流通順暢。

中國有句諺語：「動則血脈流通穀氣消，病不得手。」這句話正足以說明體育療法之目的。

本書介紹的體育療法分別針對各種不同的疾病或症狀，效果明顯，簡單易學。

●「立禪」與「甩手」是體育療法的原則

進行體育療法時，原則上首先必須做立禪與甩手。

①立禪（圖4）

身體站立，尋求禪的無我無心的境界，立禪一名由來於此。換句話說，便是做體育療法之前，心理上的準備體操。

1.兩腳分開，大約與肩膀同寬，體重擺在整個腳底，膝蓋放鬆，背骨挺直，放鬆肩膀與手肘，微收下顎，雙手重疊於丹田（下好。腹部），以便使氣集中於丹田。

2.採用此姿勢，鼓起下腹部吸氣，收縮下腹部吐氣，做腹式呼吸大約五分鐘。

吸氣時收縮肛門，吐氣時放鬆肛門，效果更佳。

②甩手（圖5）

打太極拳之前最佳的準備動作。「甩」是「擺動」的意思，甩手即雙手向後擺動的運動。做此運動，可舒活肩膀、背部及腹部的肌肉。

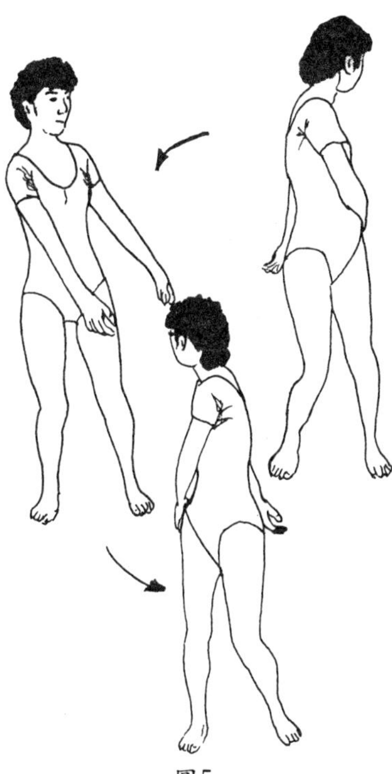

圖5

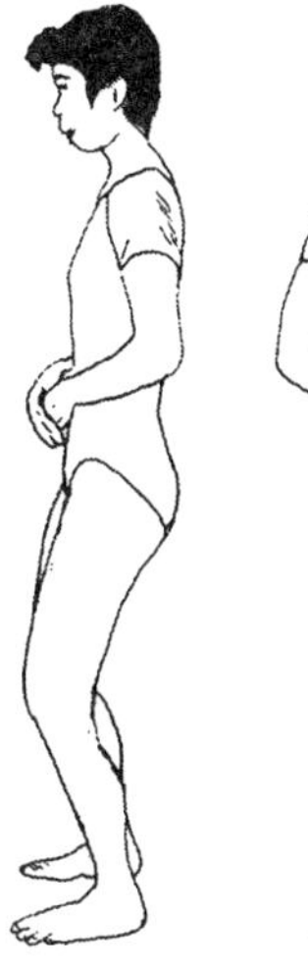

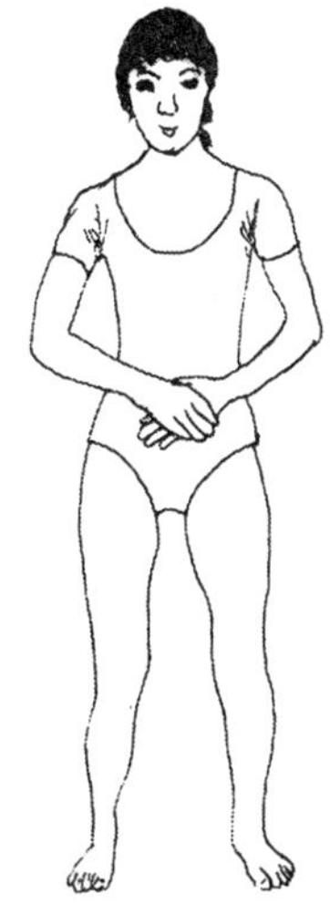

圖4

1.兩腳張開與肩同寬，背骨挺直，手腕部分放鬆，雙手如鐘擺一般左右轉動，腰部也配合手的動作扭轉。

2.二～三分鐘內做三十～四十次，然後手的擺動漸緩和，呼吸也漸趨平靜，終於停下來。

中式食物自療法──日常的食物即為最佳良藥

●每日的飲食即為藥方

中國人的飲食生活最大特徵在於「醫食同源」，藥與飲食是一樣的，每日的飲食即為服藥，「食為命，食為藥」是自古以來的根本原則。

唐代所編纂的『黃帝內經太素』即有以下一段話：「滿腹時為食，治病時為藥。」例如動物的肝臟，飢餓時吃是食物，貧血時吃是藥。簡言之，在中國人的觀念中，食與藥是相同的。

再者，中國早在數千年前便有一門名叫「本草學」的學問，關於對身體有益的食物有非常詳細入微的研究。

『神農本草經』完成於後漢時代，是中國最早的本草書，書中有關食物將其分為三種類型：對身體有益的為「上品」，可做為藥味的為「中品」，不能吃但能治病的為「下品」。

到了明代，李時珍集自古以來有關藥草的研究大成，編纂『本草綱目』。這些寶典成為中國人生活上的智慧，如今仍活在中國人的飲食生活。

●「併食」效果加倍

利用食物做為藥物的方法中，有一種是以煎熬或研成粉末食用，以促進健康。中國人酷好飲茶，甚至有一句「茶餘飯後」成語。茶在中國人的觀念裡也是一種藥。最有趣的是，在中國關於食物的組合或味道的調和，也遵照「陰陽五行說」來考慮。

例如，蔬菜、大豆、水果、植物油等屬陽。雞蛋、肉類、貝殼類、動物油等屬陰。因此，吃肉一定要吃蔬菜，以維持陰陽的平衡。

以五行說而言，將食物的味道分為「五味」，酸苦甘辛鹹。酸→苦、苦→甘、甘→辛、辛→鹹、鹹→酸是相生的關係（循環、並存的關係）。

兩者相合，益加可口，發揮特有的藥理作用（反過來，酸與辛在一起，味道受損，這叫相剋。）

另外，酸味被認為補肝與膽，苦味補心與小腸，甘味補脾與胃，辛味補肺與大腸，鹹味補腎與膀胱。因此，不足或攝取過剩，則各臟腑的機能受到妨礙，引起疾病。

例如，喜歡甜食的人往往是消化器官衰弱的人，甘味與脾胃有關，而脾胃在現代醫學相當於消化系統。

●一切症狀均可經由食物改善

前面說過五味各自具有獨特的藥理作用，具體的說是：

酸味有收斂、固澀的作用，辛味有發散與運行的作用，甘味有補養、弛緩、中和的作用，苦味有瀉出、燥濕的作用，鹹味有軟化、瀉下的作用。

此種藥味作用非常重要，例如受寒時，可用生薑等具有辛味的東西，暖和身體，達到出汗的效果。

說到暖和身體，漢方醫學將食物的性質分為溫、寒、熱、涼「四氣」。這是當食物進入人體內時將呈現何等作用而決定的。例如，臉色泛紅而有熱感時，可用具有寒或冷性質的食物或藥草來治療。

綜上所述，在中國食物是有一定規矩的。

中藥療法——醫治西藥治不好的症狀

●與現代醫學有何不同

在中國，應用動物、植物、礦物等天然物的藥物稱為「中藥」。

關於中藥的歷史，恐怕沒有說明的必要了。最重要的是中藥療法有其獨特的、現代醫學所沒有的觀念與運用法，茲說明如下：

中藥療法非常重視所謂的「證」。

證是基於這樣的觀念：「如果體內有病，證據必是出現在表面。」

現代醫學是決定病名之後下藥，因此，只要不明白病名，便無從配藥。但中藥是從患者本身的自覺症狀及透過各種診察，只要掌握了證，便能開出適合該證的處方。簡言之，中藥並不很重視一項一項的病名，最重要是全體上、綜合的觀察患者與疾病。

雖然病名不同，但卻採用相同的中藥，原因就在此；至於中藥獨特的診斷法有「四診」與「八綱辨證」。

所謂「四診」是臉色與全體外貌的「望診」，聲音的「聞診」，病歷或生活狀態的「問診」，直接觸摸身體狀態的「切診」。

所謂八綱辨證，是將患者的狀態區分為表、裏、寒、熱、虛、實、陰、陽，以便決定診斷與治療的方針。

表裏是區別病邪在人體的何種部位。寒熱是疾病呈現的症候性質。虛實是人體之抵抗力與病邪力的關係程度。陰陽是八綱辨證的綜合判斷。

判斷的結果，譬如是寒與虛，那麼，開出的處方便包括暖和身體的生藥與補充精力的生藥。

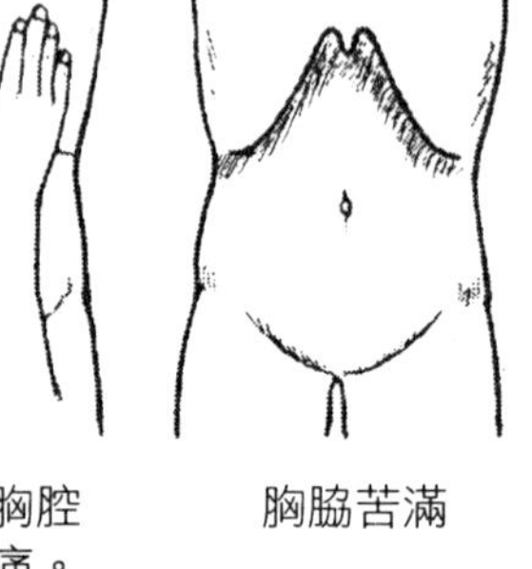

胸脇苦滿

將拇指搓進胸腔內會感到疼痛。

圖6

●先行「腹診」（圖6）

決定處方時，最重要的指針是「腹診」，腹診包含於四診當中的切診。

其原因為何呢？因為「萬病根植於腹部，診病必先診腹。」這是基本的原則。尤其是在季肋下的反應「胸脇苦滿」是重要的處方指標之一。

所謂胸脇苦滿，指上圖黑色部分的季肋部有鼓脹感，用大拇指壓一壓胸腔，頓時有窒息般的苦痛。

再者，「胃內停水」也是判斷有無水毒的重要指標。所謂胃內停水，指的是以手指輕敲心窩與肚臍之間傳出積水的聲音。

●查明「陰、陽、虛、實」

做為決定處方的指南，陰、陽、虛、實的標準也是很重要的。

陰證時疾病的狀態是靜的，隱藏在內，不易呈現出來。相反的，陽證時症狀是活動的，容易呈現在外面。

至於虛證則是體質衰弱的意思，一旦生病，欠缺抵抗病毒的能力。實證指的是體質頑強，精力充沛的狀態，即使生病，體力與精力均足以對抗。

虛證與實證之間當然有所謂中間狀態。

●促使「氣、血、水」正常

漢方醫學認為要使陰陽五行保持平衡，最基本的，便是使六臟六腑的「氣」「血」正常。

除「氣」「血」之外，後代又加入「水」（血液之外的液體，又叫痰）的概念。

一言以蔽之，氣、血、水是促使六臟六腑維持協調，使其機能正常發揮的能源。三者順暢地循環臟腑，自然沒有問題，倘若發生停滯或變調便發生疾病。而停滯或變調分別叫氣滯（氣毒）、血滯（血毒、淤血）、水滯（水毒、痰飲），是漢方醫學獨特的病理概念。

●查明「內因、外因、不內外因」

氣、血、水的病因論之外，另有「內因」「外因」「不內外因」的病因論。

內因指來自於人體內部「喜、怒、憂、思、悲、恐、驚」等七情的過度或不足，是形成疾病的原因。

外因是從外部侵襲人體的，指「風、寒、暑、濕、飲食勞倦」五邪，或「風、寒、暑、濕、燥、火」六淫。從文字上也可推察出來，外因以氣候因素、偏食、過勞佔了相當大的比重。

另外，也有不屬於內因或外因的不內外因，主要有錯誤的治療法、受傷、生活散漫等。

第一章

成人病特有的症狀及治療

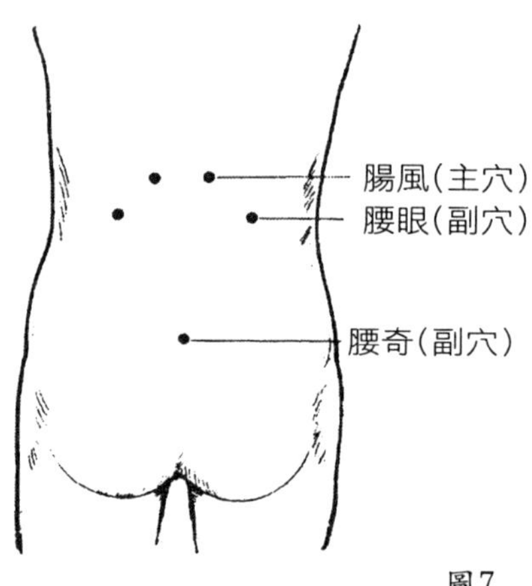

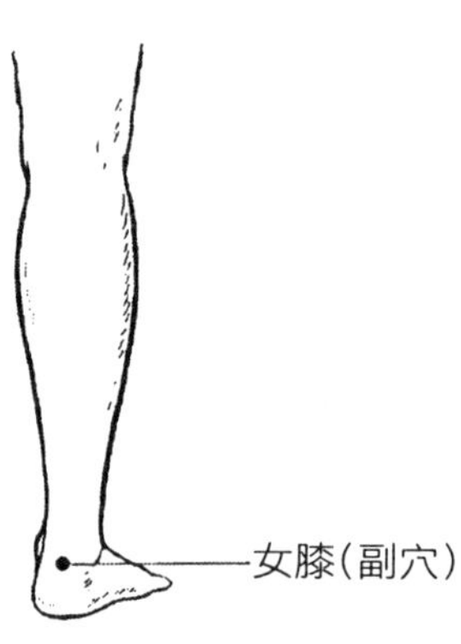

圖7

急慢性腰痛

推拿療法(中式指壓)

【主穴】位於腰部的「腰眼」(第三腰椎旁邊)是治療腰痛的關鍵經穴。另外,如睪丸炎、婦女科疾病也有效。

腰部的「腸風」(第二腰椎的部分)對於內臟的慢性疾病,尤其胃腸病有效。胃腸的功能恢復正常,腰痛便自然痊癒。

「腸風」另外也對痔瘡的治療有效。

【副穴】「腰奇」,減輕腰部的激痛;「女膝」,消除腰背痛。這兩處經穴不僅對慢性腰痛有效,即使閃了腰,治療上也是很恰當的經穴。

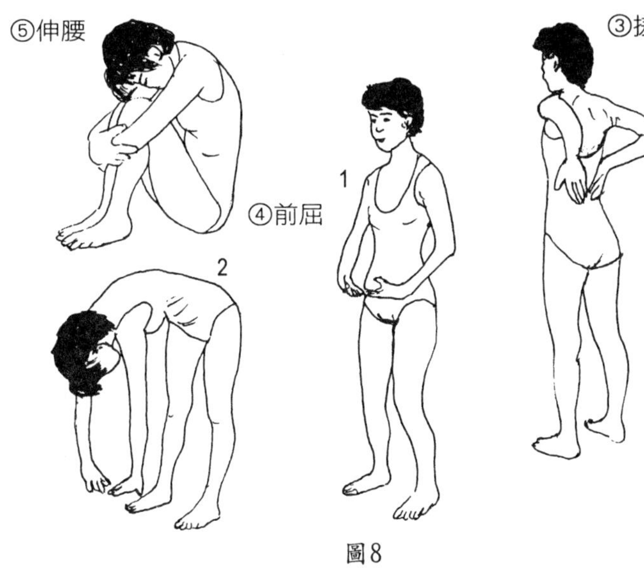

圖8

臨時急救法

●把枕頭塞在膝下隨即入睡

突然作痛時，乾脆躺下來睡覺最好。讓痛的一邊在下面，像貓一樣捲縮睡覺；但有時候把枕頭塞在膝下，睡起來也很舒服，此法可讓椎間板獲得休息。

中式體育療法

先做①立禪②甩手（參照二一頁）。

③搓腰眼

雙手摩擦，手掌暖和之後，以手掌搓腰部，尤其繫腰帶的部位，需要仔細搓。此處有許多消除腰痛增強體力的經穴。大約搓一分鐘即可。

④前屈

1.雙腳張開，大約與肩同寬，自然站立，雙手下垂，手掌朝上，手指相間，擺在身體前方。

2.邊吐氣使手掌朝下，身體前屈。此時，脖子、肩膀、手臂如同四肢無力一般，任其自然。暫時保持此一狀態。

3.邊吸氣緩緩挺起上半身。此時，先腰部再背部，逐漸地直起上半身，而頭部最後抬起。做十二次。

⑤伸腰

1.坐在地上，立起膝蓋，雙手抱雙腳。

2.儘量使膝蓋接近胸部，低頭，做腹式呼吸。維持此姿勢二～三分鐘。

中式食物自療法

●紫蘇的煎液

把紫蘇曬乾，將莖部切成大約三公分的長度，洗乾淨，以一公升的水煎至半量，當茶水喝。

根據古書記載，紫蘇有以下的功能：

促進血行，去寒、暖內、去風邪、消痰、利肺、安喘。既有暖和身體的作用，當可治療腰痛。亦有調整腎臟的功能，故可消除疲勞，增進活力。

●梅乾

每天食用兩顆梅乾。梅乾的效用自古即廣為人知，一直被用為天然的防腐殺菌劑。而貯藏多年的梅乾，自古即被奉為長壽的妙藥。

梅是中國的原產，深受中醫學的重視，被用為具有多種效能的治療藥。據說能促進膽的功能，產生正常的水液。

從現代醫學觀點來看，梅乾所含的柑橘酸將有害的廢物排出體外，所以是消除腰痛的主因。

●麵粉

將麵粉在沸水中煉成條狀，每天早上食用。

尤其因寒冷所引起的腰痛，自古便流傳吃麵條可治好。這也許是麵粉所含的維他命B_1、B_2奏效，因為維他命促進新陳代謝，具有暖和身體的作用。

中式漢方療法

(一)體力充沛、肩膀或頸後痠痛、腰痛——葛根湯

葛根湯是著名的傷風特效藥，不僅傷風感冒，從肩膀至頸後的痠痛或緊張不快感，甚至腰痛均可使用。此藥的應用範圍廣泛，五十肩、風濕痛、鼻炎、中耳炎、大腸炎、神經痛、濕疹等不勝枚舉。但使用此一處方的指標是實證（體力充沛的人）。診脈之下若非脈搏充實、自然發汗的人是無效的。因此不用於虛證（體力不足）的人。

(二)腰以下無力感，腰痛——八味地黃丸

一般簡稱八味丸。顧名思義，由八種中藥構成，做為防止老化的藥，很受珍視。腰痛的情形，尤其用於老人性的腰痛、產後的腰痛，而對象是沒有體力，腰以下有無力感。仔細觀察腰部，下腹部顯然比上腹部虛弱。

(三)手腳冰冷到凍傷的地步，因而發生腰痛——當歸四逆加茱萸生薑湯

此處方常用於手腳冰冷腰痛的人，而且是手腳末端冰冷到發生凍傷的人更為有效。對象是虛證的程度較強，腹部無力，脈搏細微，似有似無的人。

當歸四逆湯常用於治療凍傷，另外又加吳茱萸與生薑，在這兩種生藥的作用下，暖和身體的功用更為加強。

平常自療法

●鍛鍊腹肌的運動

腹肌虛弱是腰痛的最大原因，其改善法如下：①做仰臥起坐，仰臥於床上，立起膝蓋，腳掌不離地，自行坐起，早晚各做三十下。②症狀嚴重時，躺在床上，下肢略微舉起，僅腹部用力，做四十～五十下也有相當的效果。

●加強腰部的肌肉

坐在床上或椅子上，伸展背肌。如此使腰部肌肉緊張的狀態大約持續五秒鐘，其次放鬆背部。此一動作連做三十～四十次，可增強腰部肌肉。

●洗大蒜澡

大蒜大約二～三株，搗碎後放進澡盆。大蒜暖和腰部，可預防腰痛。

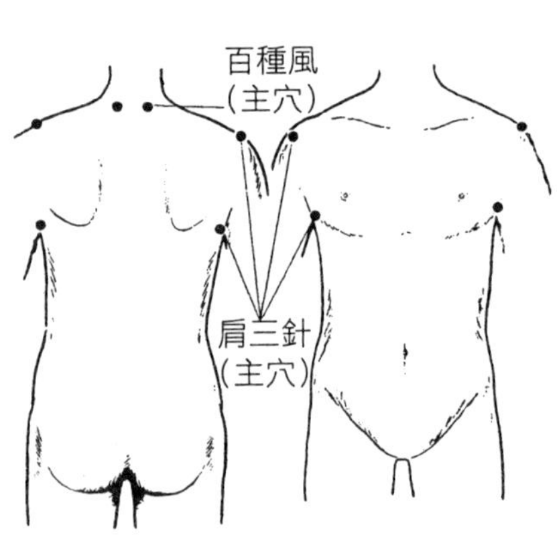

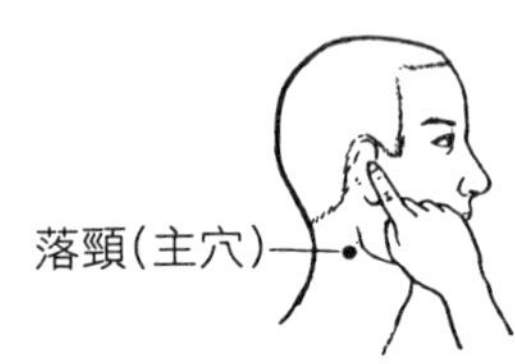

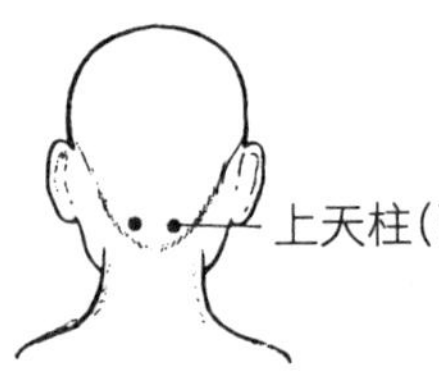

圖9

五十肩等肩膀與脖子的痠痛

推拿療法（中式指壓）

【主穴】脖子旁邊的「落頸」可消除因睡覺所引起的肩膀、脖子的痠痛。

脖子下方的「百種風」可消除因撞擊所引起的肩膀、脖子的痠痛。

另外，肩膀兩側上下方的「肩三針」對五十肩有效。

【副穴】「上天柱」，消除眼睛疲勞所引起的肩膀、脖子痠痛，另外也可消除脖子的緊張。

臨時急救法

●貼中醫針（壓針）

將中醫針（壓針）貼在痠痛的中心點。從脖子至肩膀約有十處可消除脖子肩膀痠痛的經穴，先用手指壓一壓，選擇壓起來感覺舒服的點。

●肩膀上下運動或旋轉脖子

請家人壓住局部，患者則如反抗一般肩膀上下用力，脖子傾向左右或旋轉。

●敲一敲局部

用球棒、啤酒瓶或汽水瓶等敲一敲局部，直到感覺舒服。

中式體育療法

先做①立禪與②甩手（參照二一一頁）。

③肩功

1. 右手摩擦左肩，左手摩擦右肩，輕輕交互摩擦。分別各做三十六下。

2. 雙手手指交叉，邊吸氣，筆直向上伸。眼睛凝視雙手手指。此時背部要挺直。做

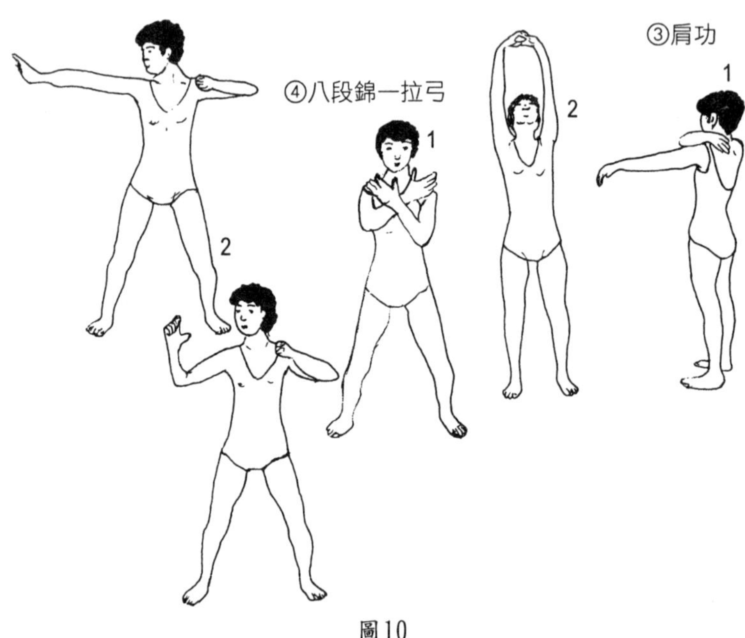

圖10

八次。

④八段錦——拉弓

1.雙腳張開而立，雙手在胸前交叉。

2.然後如圖10所示，宛如拉弓一般雙手緩緩張開。大約做六次，肩膀的痠痛便逐漸減輕。

中式食物自療法

●葛草根的煎湯、葛根粉

十公克的葛草根加六百cc的水煎至沸騰，熄火即可飲用（一天分數次飲用）。

眾所周知葛草是秋之七草之一，根是漢方藥葛根湯的原料。葛草的根有鬆弛肌肉緊張的功用，也有出汗作用，故可增進血液循環，排出廢物，肌肉的痠痛便好了。

再者，葛草粉有治療炎症的作用，對於肩膀痠痛等功效卓著。三十公克的葛草粉加滿一杯水，煮開後加少許的糖即可飲用。

●胡枝子與甘草的煎汁

胡枝子的全草十公克，甘草二公克，加水四百cc，煮至半量，即可飲用。胡枝子有退熱消毒的功用。

甘草是很普遍的漢方藥的原料，對於急激且突發的疼痛有止痛的功效。另外，也能促進肝臟的解毒作用，也有分解食物當中有毒物質的作用。

總之，胡枝子與甘草各自的作用帶來相乘效果，可消除痠痛或疼痛。

●楸樹皮的煎湯

剝下楸樹的樹皮，切細曬乾，二十公克加水三百cc，煮成一半，一天分三次飲用。

楸樹皮有消炎效果，對於因炎症的痠痛或疼痛頗為有效。

中式漢方療法

㈠體力好而有便秘、頭痛——大柴胡湯

用於體力好、體型魁梧的人。至於症狀，有便秘或腹直肌緊張，胸脇苦滿（參照二一六頁），另外如果常有頭痛、肩膀痠痛，食後胸部不舒服，便是大柴胡湯的適應症了。顧名思義，大柴胡湯以柴胡為主，由八種中藥所配成。柴胡促進肝臟的解毒作用，有解熱、鎮痛、鎮靜的功效。

有人跟大柴胡湯適應症非常相似，但整個腹部鼓脹，這種症狀適用防風通聖散。

㈡婦人病所引起的肩膀、脖子痠痛——加味逍遙散

此一處方廣泛使用於女性疾病。但較為虛證體質的男性，且性格比較女性化者，服用此藥，也能獲致良好的效果。

對象如為女性，則以體力中等，因婦人科疾病所引起的肩膀或脖子的痠痛。

此一處方記載於宋代編纂的『和劑局方』之中的婦人諸病，配合除去瘀血（血液鬱

結的狀態）的藥，大概是藥效的關鍵所在了。

㈢虛弱體質、胃腸不好——六君子湯

此一處方本來用於虛弱體質，因水毒的停滯而引起的胃腸障礙。但對於胃腸不好，肩膀或脖子痠痛的人卻格外有效。

此一處方的目的，簡言之是促進消化機能，提高營養，增強體力，這不就是效果的波及，進而能夠消除肩膀或脖子的不快嗎？

適合手腳冰冷，有胃內停水，脈搏與腹部均軟弱，心窩有發悶感的人。

平常自療法

●胃的部分施以指壓按摩

左頸與肩膀痠痛強烈時，原因可能是胃腸的阻塞與便秘，不妨指壓按摩左腹部胃的部分。

●男性是治療身體左側、女性是右側

中醫認為男性們發病時，症狀出現在身體左側，必須仔細按摩左頸、左肩、左手。

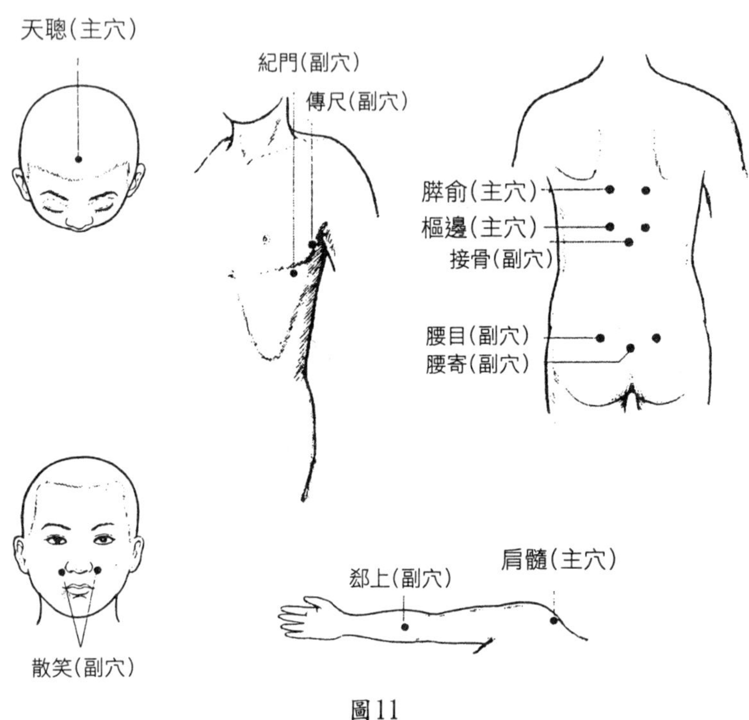

圖11

女性則相反。

●避免過食與過勞

脖子與肩膀的痠痛最大的原因是過食與過勞，這一點務必牢記在心。

神經痛

推拿療法(中式指壓)

【主穴】「脺俞」調整內臟的功能，消除胸部與背部的疼痛，對肋間神經痛有效的經穴。「樞邊」對消除腰背的疼痛、對坐骨神經痛等很有效。

上腕神經痛以「肩髓」，顏面神經痛以「天聰」有效。

【副穴】「接骨」，提高消化器的機能，也對坐骨神經痛或腰痛有益；「郄上」，上腕神經痛；「傳尺」「紀門」，肋間神經痛；「腰寄」「腰目」，減輕坐骨神經痛；「散笑」，抑止顏面神經痛。

臨時急救法

●敷熱濕布

用手壓會痛，或不壓會痛會麻的地方，可說便是救急的經穴。生薑、大蒜、辣椒以三：二：一的比率，另外加少許的小麥粉，使之混合，敷在上述的經穴。如再以中醫所用的棒灸暖和患部，效果更好。

●加生薑的葛根湯

將生薑搗碎，以紗布過濾，加入葛根粉、糖、注入熱開水，服用可使身體暖和，迅速減輕疼痛。

●貼仙人掌

將仙人掌的葉子搗碎，貼在痛處，便有舒適的感覺。

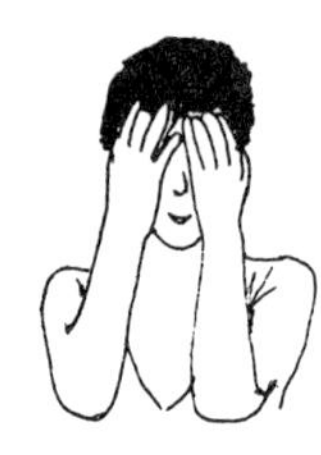

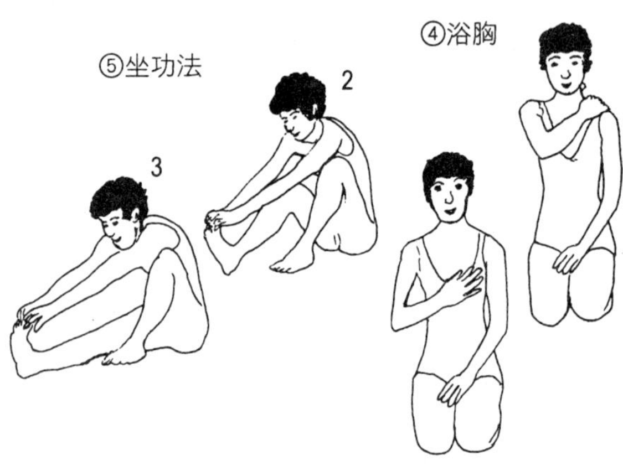

圖12

中式體育療法

先做①立禪②甩手（參照二一頁）。

③擦面

此法對三叉神經痛有效。首先雙掌仔細摩擦，手掌完全暖和之後，從額頭的髮際至鼻子兩側，由上往下撫摩。做二十四次。

④浴胸

可使肋間神經痛好轉。右手掌從左肩斜向摩擦至左下腹。做二十四次。

⑤坐功法

1.對於坐骨神經痛非常有效。坐下，臀部著地，兩膝彎曲。

2.雙手扳一隻腳的腳尖，該腳向前伸

直。

3.膝蓋要伸直。左右各做五次。

中式食物自療法

●芹菜

快火輕炒即可食用。另外，如搭配肉類或做為火鍋菜亦可。

芹菜是春之七子之一，也是春季不可或缺的蔬菜之一，藥效有袪除內伏的熱邪，被用為治療神經痛、關節炎、腫疱。

●排草與甘草的煎湯

十五公克的排草葉與莖切細，與一・五公克的甘草，加水五百cc，煎至半量，一天分三次服用。

排草又叫「小連翹」。在日本叫「弟切草」，相傳它是傷藥的秘藥，弟弟將之洩露出去，而被哥哥殺害，故有此名。用於疼痛及腫疤。

甘草常用於漢方藥，有鎮痛的作用，與排草加在一起，對治療神經痛有效。

●艾草茶

艾草陰乾之後可用來沖泡，像泡茶一般，每天飲用，數個月之後逐漸出現效果。艾草的中藥名為「艾葉」，有正血氣、暖和身體的作用。摻有艾葉的甜糕亦可。

中式漢方療法

㈠體力不錯，苦於三叉神經痛、腕神經痛——葛根湯

心窩以上的神經痛，亦即臉部或手臂作痛的三叉神經痛、上腕神經痛有效。但並非任何人都有效，適用於實證（體力充沛的人）、肌肉緊張、脈搏有力、沒有自然出汗的人。比較上，初期的、症狀輕的更為有效。

相反地，體力不佳虛證型的人則服桂枝加苓朮附湯。

㈡全身乏力、胸部疼痛、肋間神經痛——人參湯

此一處方用於心窩至肚臍之間疼痛的疾病，亦即胸部疼痛，肋間神經痛之外，胃痛等也可用。

對於體質虛弱、肌肉鬆弛、貧血傾向、血色不佳、容易疲倦的人。而且心窩發悶，偶爾會痛，腹部有寒冷感的人更為有效。此一處方由人參、白朮、乾薑、甘草等四種生藥配成。四種生藥均能提高胃的機能，去除胃內停水，加強血液循環，促進新陳代謝，而對神經痛有效。至於實證型的人則用小陷胸湯。

(三)體力中等，坐骨神經夜晚比白天痛——疏經活血湯

此一處方用於肚臍以下疼痛的疾病，亦即坐骨神經痛、痛風、腰痛等。

此一處方疏開精力的通路經絡，有活血的功用，故稱「疏經活血湯」，載於明代代表性的醫學書『萬病回春』。

對於體力中等，夜晚比白天痛，好酒的人。左腳比右腳痛的人似乎更為有效。

再者，虛證的人用「當歸四逆加吳茱萸生薑湯」。

平常自療法

●保溫，以乾布摩擦

顏面神經痛以圍巾、眼罩、口罩等徹底把臉包起來，以求保溫。再者，起床時與就

寢時，每天兩次以毛巾或刷子等摩擦患部十分鐘，直到患部轉為粉紅色。肋間或坐骨神經痛也一樣。

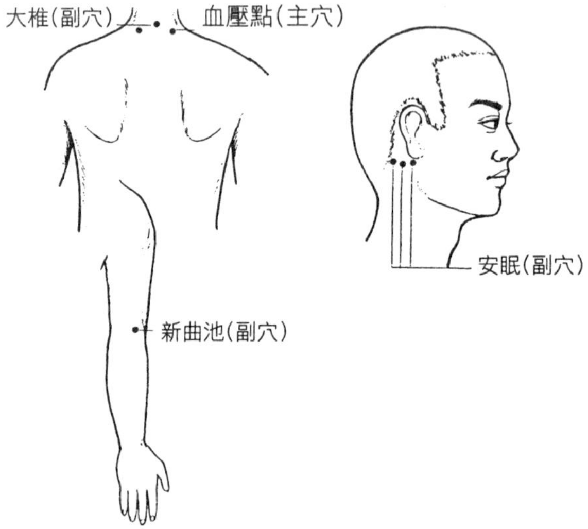

大椎(副穴)
血壓點(主穴)
安眠(副穴)
新曲池(副穴)

圖13

●按壓背骨

伏臥，請家人以手掌（雙手重疊）用力壓背骨，從頸部至背部、腰部，大約各五分鐘。連做數次之後，有時傳來「咔察」聲，背骨獲得矯正，感覺非常愉快。

高血壓、腦溢血

推拿療法（中式指壓）

【主穴】位於後頸第六頸椎內側五公分處的「血壓點」是主要的經穴。顧名思義，血壓點有調整血壓平衡的功用，高的血壓可降低，低的血壓可升高。

【副穴】「安眠」，失眠、目眩、心悸等伴隨高血壓的自律神經的異常恢復正常；「新曲池」，消除肩膀與脖子的痠痛，降低血壓；「大椎」，調節腦內壓的降下作用與頭暈目眩。

臨時急救法

●頭部墊高

臉色紅潤，失去意識，鼾聲大的時候，大多為腦內出血，最好把頭部墊高，以冷水使頭部與額頭的溫度降低。

●保溫

臉色蒼白，昏迷不醒時，大多為腦血栓、腦軟化症，背部至腳尖必須仔細包起來，達到保溫的效果。

以上均須儘早聯絡專門醫生。

●以指甲指壓經穴

頭昏眼花的急救穴，有位於鼻子與嘴唇中央的「人中」與頭頂的「百會」，用力指

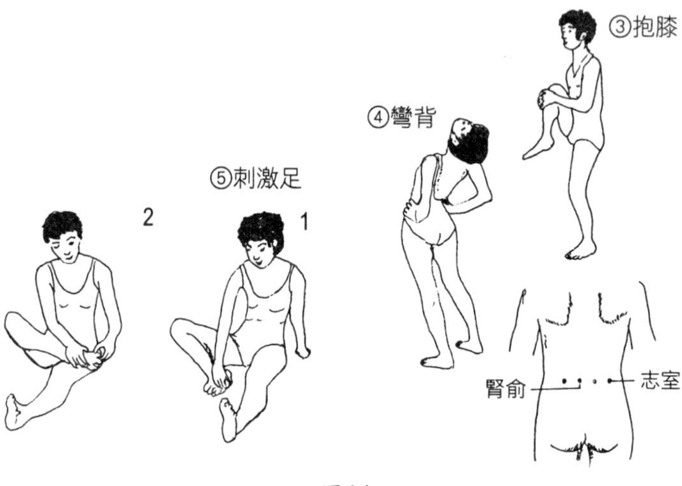

圖14

壓上述兩處經穴，高的血壓隨即下降。

以指甲用力指壓推拿療法所介紹的經穴亦可。

中式體育療法

先做①立禪②甩手（參照二一頁）。

③抱膝

1.直立，單腳舉起，雙手抱膝，大腿與胸部相貼。背部須挺直。

2.左右各做二～三次，每天做可預防腦溢血。

④彎背

1.直立，雙手叉腰，上半身後仰。但腰要直，否則無效。

2.如圖14——④的姿勢，保持三十秒～一分鐘，連做二～三次。再者，叉腰時不妨壓於對高血壓有效的「腎俞」「志室」。

⑤刺激腳底

1. 握拳敲擊腳底。

2. 仔細搓揉按摩每一根腳趾。各做一分鐘。

中式食物自療法

●紫菜湯

海苔二片、荷蘭芹一株切細，香瓜十個連皮亂切，番茄二～三個切開除去種子，洋葱一個切成適當的大小，以上的材料煮成湯，連吃十數天。

每一項食品均有降血壓的功用，尤其海苔頗具「清解熱邪，除去水毒的功能」。

●海帶浸水

十公克的海帶切細，浸在一五〇cc的水中，浸一晚，隔天早上成為膠糊狀的黏液，即可飲用，海帶也可食用。

明代李時珍著『本草綱目』記載「海帶治十二種水腫」。簡言之，海帶具有清除水毒的功用。從現代醫學的觀點來看，海帶富含碘、鈣等礦物質，這些均能利尿、緩下，促進代謝作用，故可預防血管硬化，阻止血液凝固，使血壓正常。

●麵粉

每天一餐麵食，古人相傳麵食有助於預防中風，這是因為麵粉含有一種叫「路丁」的維他命，具有強化血管，降低血壓的作用。

中式漢方療法

(一)體力好、有便秘、胸脇苦滿症狀——大柴胡湯

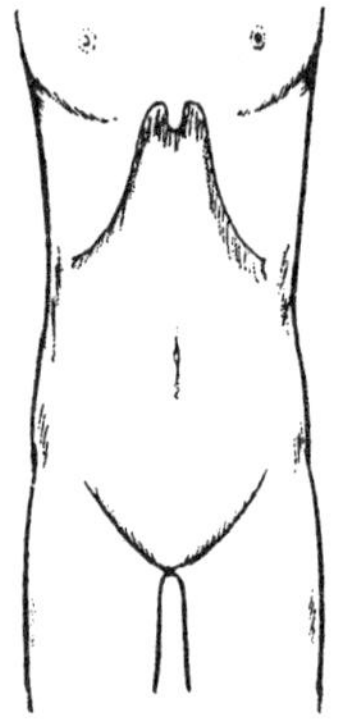

胸脇苦滿就是在斜緣部分有壓痛感

圖15

大柴胡湯的對象是體力強、肥胖型、有硬秘或腹部膨脹、胸脇苦滿的人。以大拇指壓圖示的部分，有壓痛與反彈的狀態，此時採用配有柴胡的處方有效。

症狀當然不只如此而已，伴隨高血壓的症狀，例如頭痛、頭重、肩膀痠痛等也有效。不僅如此，膽固醇高的高脂肪症、高血壓性心臟

疾患或併發糖尿病的人，都是很有效的藥。

㈡腹部有瘀血、容易頭暈目眩——桂枝茯苓丸

同樣用於實證型的處方，但腹部另有特徵。那就是腹診時腹部鼓脹，肚臍左右側，尤其左側的下腹部有阻力，有壓痛（這叫瘀血症體質，腹部有老舊血瘀積。）主要的症狀是頭暈目眩，另外，有頭痛、肩膀痠痛、眼花、輕微的腳冷等。

以上兩個處方加三黃丸，效力更為增加。三黃丸是由三黃瀉心湯製成的藥丸，有降血壓的功能，也常用於中風後遺症。

㈢沒有體力、容易疲倦、血壓高——七物降下湯

用於體力不佳、容易疲倦、皮膚粗糙，而且是血壓高的人。

七物降下湯以「四物湯」為基礎，另加鈎藤、黃耆、黃柏。四物湯用於容易疲勞、四肢無力、皮膚粗糙、月經不順等，另加降低血壓的鈎藤與黃耆，調整胃腸的黃柏。

平常自療法

●刺激腳底

此法在體育療法也有介紹。或踏竹運動、握拳敲打腳底、赤腳在沙地草坪散步。腳底有湧出生命力之泉的「湧泉」等重要的經穴，具有血氣順暢流通，使血壓正常的功用，最好每天刺激此處。

口乾舌燥、糖尿病

推拿療法（中式指壓）

【主穴】舌頭上面正中央的「聚泉」是主要的經穴。「聚泉」調節糖代謝的異常，補充胰島素的不足。

【副穴】「新水分」，消除口乾舌燥；「膵俞」，調節胰臟功能；「承命」，不使糖排出、司掌水與殘渣的分配，促進下肢的血流，消除身體的浮腫與腳腫。

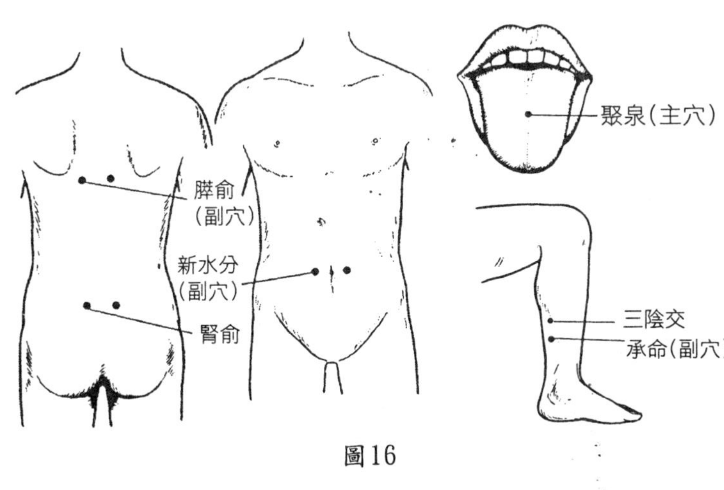

圖16

臨時急救法

●確保氣道

因低血糖昏迷不醒時，切莫給糖，將下顎抬高，確保氣道，預防呼吸停止。嘔吐時使臉孔朝向側面，以防異物堵塞喉嚨。

●針灸經穴

針灸背腰部的「腎脊」、小腿內側的「三陰交」，全身的倦怠無力與口乾舌燥即可漸消。指甲指壓法亦可，但針灸有即效性。

總之，如果昏睡必須儘快通知專門醫生。

中式體育療法

先做①立禪②甩手（參照二一頁）。

③內功法1

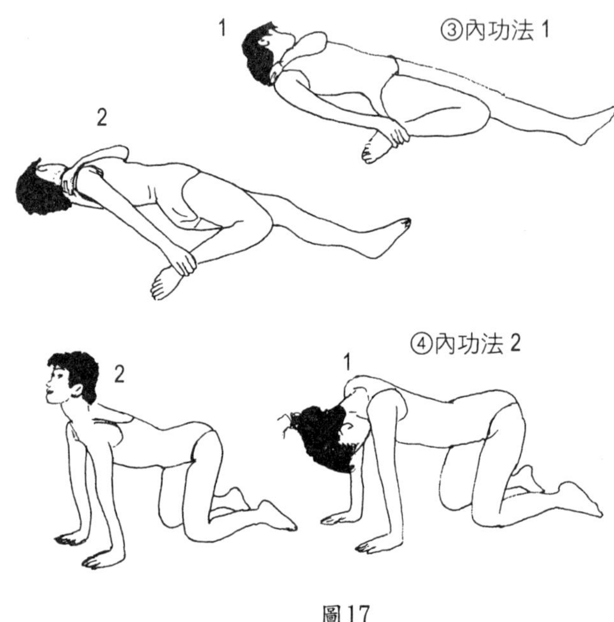

圖17

1. 腳尖併攏站立，閉目。等全身鬆懈之後，身體傾向左邊或右邊。其次仰臥，將傾斜那一邊的腳如圖17般彎曲，以同一邊的手握住腳關節，另一隻手則擺於肩膀下。

2. 邊緩緩吸氣，邊將身體扭向左邊，右手將腳拉開。吸氣至難忍，邊吐氣緩緩恢復原姿勢。做六次。

④內功法2

1. 四肢著地，使兩邊的肩胛骨相靠。

2. 邊吸氣邊抬起頭。吸氣至難忍時則吐氣，同時恢復原姿勢。只做一次。

中式食物自療法

●海帶大豆湯

海帶與大豆加入適當的水，煮成湯，每天食用。中國的本草書記載海帶可治十二種水毒，亦即有消除水毒的功用。而從現代醫學的觀點來看，已知海帶可做為新陳代謝的促進劑，是對糖尿病不可或缺的食品之一。

大豆消除脾胃的氣滯，有補肝的效用。

●南瓜湯

把南瓜切成細絲狀，在陰涼處風乾，煮成湯或以滾水沖泡當茶喝。至於一般的南瓜湯加調味料亦可，此時配合其他的蔬菜，每天食用，可獲得良好的效果。

糖尿病的病因據說是脾胃虛，脾相當於現代醫學所謂的胰臟，南瓜被認為具有促進胰臟產生胰島素的作用。但南瓜的卡路里高，一個有三二〇kcal，請別忘了計算一下卡路里。

●羌活的煎湯

用水洗淨羌活的根，剝下根皮，五十公克生的根皮加水四五〇cc，煎至半量，一天分三次服用。

羌活對於降低血糖，功效卓著，又有健胃的作用。一般認為春根比秋根更具藥效。

中式漢方療法

㈠早期糖尿病、體型好，容易流汗——白虎加人參湯

用於比較早期的糖尿病，外觀上體型好，體力好的實證的人，容易流汗，口渴嚴重的人。

此藥係白虎湯加人參，有溫潤體液的效果。白虎湯有解熱、鎮靜、止渴（止下痢）的作用，加上具有強壯、滋潤（滋養潤渴）作用的人參，故對糖尿病有效。

㈡下腹部萎縮無力——八味地黃丸

八味地黃丸對於口渴、多尿、疲勞倦怠、腰痛、性慾減退等很有效，最近成為中老年人流行的保健藥，但本來是糾正新陳代謝或賀爾蒙代謝不平衡的漢方藥。

此藥治好漢武帝的糖尿病，是非常著名的糖尿病名藥，目前仍是治療糖尿病的常用

藥之一。但是，八味地黃丸並非用於任何人的糖尿病都有效，它用於虛證的人，亦即體力差的人，下腹部比起上腹部顯然萎縮無力的人。

㈢貧血、全身乏力、食慾不振——十全大補湯

此一處方用於全身衰弱虛證型的人，尤其貧血、倦怠感、食慾不振更為合適。而診斷之下，脈搏與腹部當然無力，因此不僅糖尿病，大手術或大病之後，身體極端衰弱的人也適用。

宋代編著的『和劑局方』收錄十全大補湯，此書乃是當時的皇帝命令天下的名醫呈獻各自的秘方，集大成編成的書，而且經過大醫局試驗，確認效能，所以價值非凡。

平常自療法

●嚴格實行飲食療法

治療糖尿病絕對不能沒有飲食療法，否則前功盡棄，因此，關於卡路里的節制，請遵守醫師指示。

●做輕度的運動

晨跑、網球、體操、太極拳等做到稍微出汗的程度，有助於促進胰島素的活性化。全家大小一起做更好。

強化肝臟、治好肝炎

推拿療法（中式指壓）

【主穴】「水分」，除去水毒（水分滯留引起各種症狀的狀態）分開水與殘渣；「章門」，減輕因肝障礙所引起的各種症狀；「肝房」，消除肝障礙特有的壓痛。

【副穴】「肝熱穴」，調整肝、脾胃的功能；「關元」，增加活力；「復溜」，消除浮腫；「肝俞」，調整肝機能；「足三里」，消除疲倦無力；「太衝」，止渴。

臨時急救法

●躺下來

症狀嚴重時，甚至昏迷不醒。①即將嘔吐時，使之側臥，以免異物堵塞喉嚨，如果

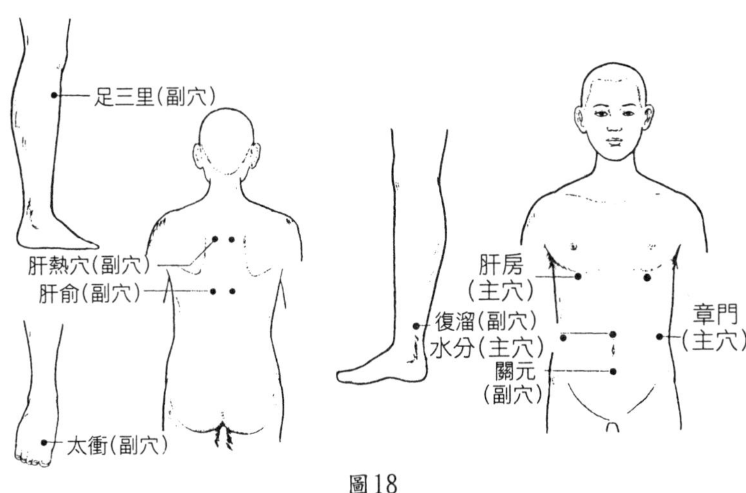

圖18

嘔吐，則除去口中的異物。②放鬆領帶、腰帶等繫在身上的東西。③如果發熱則加以退熱。④儘快聯絡專門醫生。

中式體育療法

先做①立禪②甩手（參照二一頁）。

③導引

1.直立，雙手大拇指按於雙乳中間（「膻中」穴），其他四指置於肋骨下端。

2.邊吸氣邊抬起肩膀，邊吐氣來恢復原姿勢。做二十次，經由刺激「膻中」，可消除胸口發悶，增強體力。

④坐功法

1.採盤腿坐，左手緊緊壓於左腳的腳底，右手像舉起重物般向上舉。左右做二～三次。

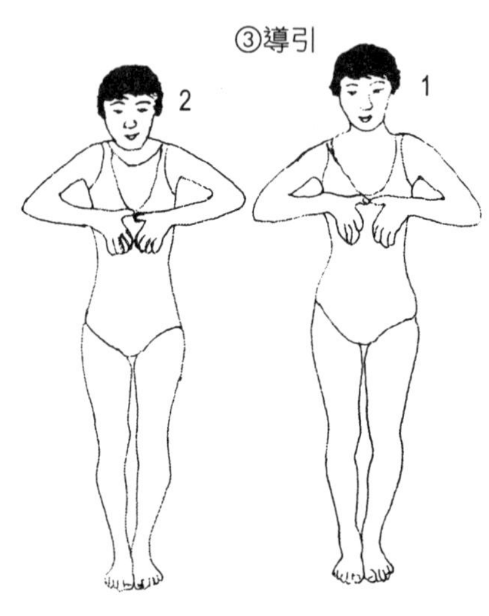

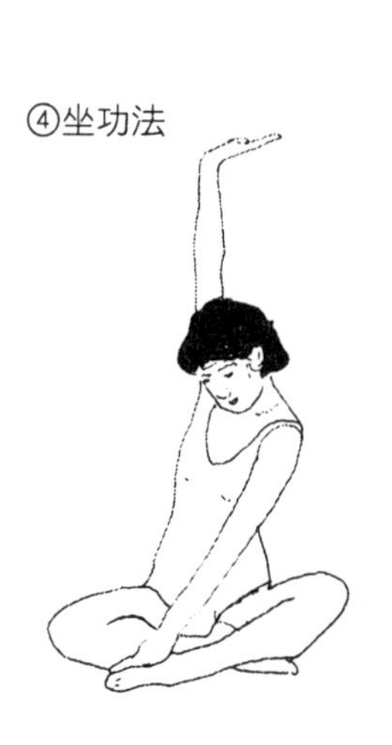

圖19

2.七次呼吸之後恢復原姿勢，連做二～三次。

不僅肝炎，十二指腸潰瘍也有效。

中式食物自療法

●鯉魚紅豆湯

鯉魚一條（約六百公克）適當加以切割（除去頭、鱗、骨、內臟）與紅豆六百公克放進鍋內，加水二・五～三・六公升，煮至紅豆鬆軟，連湯食用。

古傳的藥書記載，鯉魚是「三十一種秘藥之魚」的首位，由此可見鯉魚有極佳的藥效，除了強精作用之外，也可消除肝障礙所引起的浮腫或腹水，治好黃疸。紅豆有解毒的作用，消除浮腫或腹水，使通便良好。

●蜆貝味噌湯

蜆貝補肝自古便有名，味噌有利膽、利尿、解毒作用，故可以治好伴隨肝臟病的黃疸、消渴（口渴多尿）、反胃（早上吃晚上吐，晚上吃早上吐）。另外，味噌被認為可防止疲勞素乳酸的增加，調節賀爾蒙的分泌，有助於促進肝臟的功能。

味噌是以大豆做為原料的優良營養食品，根據研究，每天食用味噌湯的人，很少罹患胃癌或肝硬化，頗受注目。基於這個意義，蜆貝與味噌一起吃，可謂一舉兩得。但味噌所含的鹽分助長腹水，別忘了留意鹽分的攝取量。

●韮菜的青汁

一天喝二次韮菜的青汁，每次大約二小杯。韮菜除了有暖和身體的作用，也有除去水毒、血毒（血液滯留的狀態）的功能。

中式漢方療法

㈠體力好，伴隨黃疸的急性肝炎——大柴胡湯合茵蔯蒿湯

這是兩帖處方合起來服用，對象是體格好，體力上相當實證型的人。症狀是喉嚨乾

渴，脖子以上容易出汗，整個腹部鼓脹，有便秘的傾向。大柴胡湯的主藥柴胡（柴胡的根）有強肝解毒的作用，茵蔯蒿湯的主藥茵蔯蒿（茵蔯蒿的嫩葉或果實）促進膽汁的分泌，有利膽的功效。此處方常用於伴隨黃疸的急性肝炎。

體力中等的人則用小柴胡湯合茵蔯蒿湯。

(二)肝臟病嚴重，全身衰弱——茵蔯蒿湯合人參湯

對象是肝病惡化、脾臟浮腫、下肢也浮腫、臉孔與眼珠泛黃，水分代謝不佳，全身衰弱的人。茵蔯蒿湯是急性肝炎不可或缺的處方，但胃腸不好的人恐怕承受不起，因此加上人參湯，防止胃腸障礙。人參湯不僅防止胃腸障礙，也可消除肝病所引起的腹水或浮腫，具有抑制全身衰弱的效果。

(三)全身乏力的虛證型，有胸脇苦滿的慢性肝炎——柴胡桂枝乾薑湯

用於虛證的程度強，苦於慢性肝炎的人。

症狀是胸脇苦滿（參照二六頁）、容易疲倦、脖子以上容易流汗。

此藥以柴胡為主藥，配合的生藥當中包括具有解渴、滋潤、止渴作用的瓜呂根，具

有解毒、緩和作用的甘草等，故可期待獲得相乘效果。

平常自療法

●飯後右腹朝下側臥三十分鐘

躺的姿勢最能促使血液集中於肝臟，因此，肝的機能活潑。如果讓肝臟所在的右腹朝下，效果更佳。

●多食甘藍菜

甘藍菜的生汁或輕炒食用均可。唐代的書上記載甘藍菜「治黃毒」，對於治療黃疸有效。

●經常保持心平氣和

「怒傷肝」，生氣使肝引起炎症。經常保持心平氣和。

●戒除菸酒

肝臟病首重飲食與規律的生活，而菸酒對肝病有害，絕對要禁止。

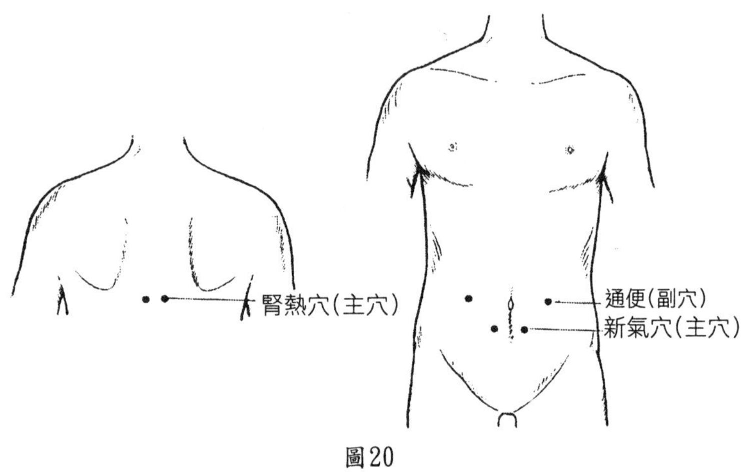

圖20

消腫減肥

推拿療法（中式指壓）

【主穴】位於臍斜下方五公分的「新氣穴」與背部第七與第八胸椎之間的「腎熱穴」是治療此症狀的重要經穴。

「新氣穴」直接連接直腸，強力促進排便，增加水分與殘渣的排出。

「腎熱穴」消除腎熱與腎腫，提高肝、脾、胰臟的功能。

【副穴】位於肚臍兩側五公分的「通便」，可消除宿便，促進健康。

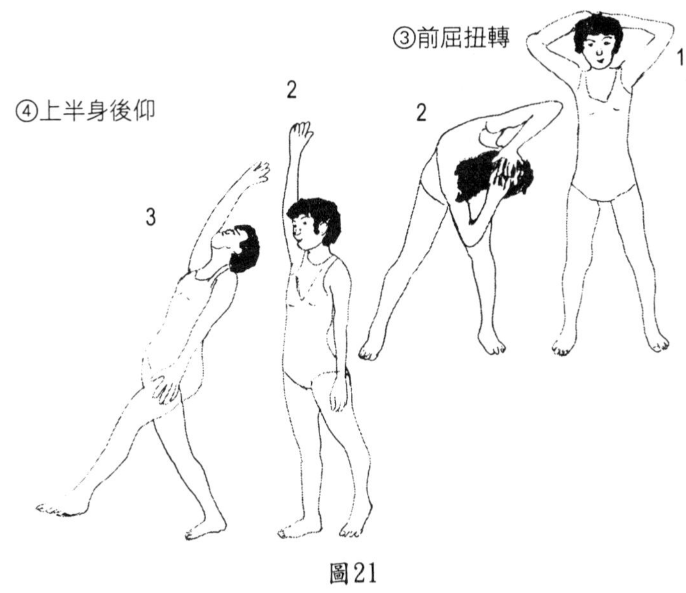

圖21

臨時急救法

●做溫冷浴

把浮腫的手腳浸在四十三～四十五度的熱水中十分鐘，然後浸冷水五分鐘。再浸熱水，如此重複之下，身體便會緊縮。

●手腳按摩

仰臥，請人仔細按摩手腳，手從手掌按摩到肩膀，腳從腳掌按摩到大腿，方法則彷彿要讓血液流回心臟一般。為了提高效果，不妨用棉被等物將手腳墊高。

中式體育療法

先做①立禪②甩手（參照二一一頁）。

③前屈扭轉

1. 雙腳張開，與肩同寬，雙手在後頭部交叉。
2. 邊吐氣，上半身扭轉，右肘要接近左膝。開始時肘與膝不接觸也可以，但膝蓋不可彎曲。
3. 邊吸氣恢復原姿勢。左右各做十二次。

④上半身後仰

1. 兩大拇指壓一壓左右腰，找出會痛的一邊。
2. 會痛那邊的腳（例如右邊）向前伸出，右手向上舉。
3. 左手貼於左腳，左腳儘量向前舉，邊吸氣，上半身緩緩後仰。
4. 氣吸盡則邊吐氣恢復原姿勢。做三次。

中式食物自療法

●西瓜

把西瓜榨成汁，放進鍋內，用中火煮，煮成稀糊狀，熄火，冷卻後即可食用，用舌頭舐著吃，一天吃三次（按症狀增減量）。

五代十國時，西瓜從西域傳到中國，故稱西瓜。

西瓜自古被當做利尿的藥，對於腎炎的浮腫有效。

●梓果煎湯

梓果十公克做為一天的份量，煎湯服用。

梓果是非常好的利尿藥，對於消除浮腫功效卓著。

●海帶

常食海帶。海帶有促進新陳代謝的作用，故對消腫減肥有效。它能改善血液與體液的平衡，淨化體內的藥效，有助於調整體格。

從現代營養學的觀點來看，這也許由於海帶等海藻類含有豐富的食物纖維之緣故。因為纖維促進通便，加強代謝。

另外，海帶的卡路里零，肥胖的人可安心食用。

中式漢方療法

㈠講究飲食贅肉過多，典型實證型——大柴胡湯

威風凜凜的體格，看來身強體壯典型實證型的人，卻苦於便秘、肩膀痠痛、胸脇苦

滿（參照二六頁），此一處方用於這種症狀的人有效。尤其是講究美食的人，身上贅肉過多，使用此一處方，首先通便順暢，贅肉即逐漸消失。

因為此一處方配有大黃（蓼科植物的根莖）。大黃自古即為著名的下劑，中國的本草書『神農本草經』甚至記載為高級藥劑。早在紀元前，乃是中國向歐洲輸出的少數生藥之一。

㈡大腹便便血壓高——防風通聖散

此藥用於肥胖血壓高的人，尤其體態圓渾，下腹突出的人，另外，膚色白也是特徵之一。

此種體型的人叫「腦溢血體質」，如果放任下去，容易罹患腦溢血或狹心症。

㈢肥胖而體力中下——防已黃耆湯

此藥用於肥胖而體力中等以下的人，此種類型的人流汗多，常有膝痛，下半身笨重等症狀。婦女頗多此種類型。

主藥防已有增加排尿，治療關節炎的功效，黃耆（豆科植物的根）有利尿健胃的功能。

平常自療法

●常食薏仁

薏仁輕炒，加水煮大約三十分鐘，即可食用。薏仁有排泄體內的異種物質、廢物等作用，故可消除浮腫、肥胖。

●切勿不吃早餐

有人為了減肥而不吃早餐或午餐，如此反而收到反效果。須知用餐的次數減少，我們的身體便會加強吸收，反而增加脂肪。

重要的是三餐要有規律，而減少總卡路里。除非每天定時進食低卡路里的食物，否則無法化解肥胖。

心跳加快、呼吸困難、心臟病

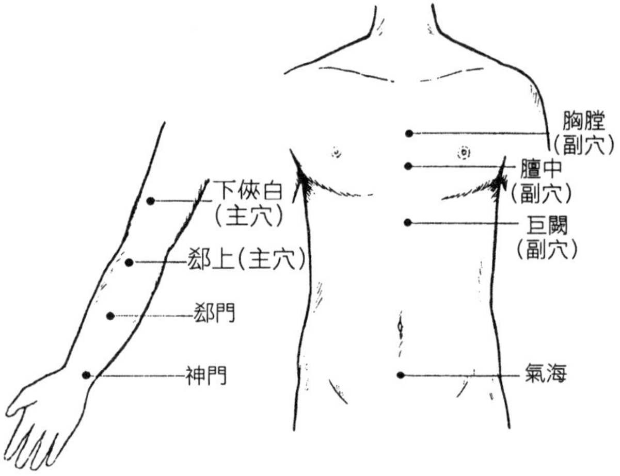

胸膛
（副穴）
膻中
（副穴）
巨闕
（副穴）
下俠白
（主穴）
郄上（主穴）
郄門
神門
氣海

圖22

推拿療法（中式指壓）

【主穴】位於手腕與手肘之間的「郄上」是消除激烈心悸、心臟病發作的急救穴。

另外，手肘稍上方的「下俠白」可消除心臟的心悸或關節炎所引起的脈搏異常。

【副穴】「胸膛」，促進空氣的吸入與排出，使肺機能活潑；「膻中」，抑制心跳激烈、呼吸困難，是輔助主穴的副穴。

另外，位於心窩的「巨闕」是心跳過快的人不容易忽略的經穴。

臨時急救法

●以指甲指壓經穴

除非心臟病或肺的異常所引起的，百分之八十的心跳加快，呼吸困難是更年期障礙或自律神經失調引起的。此時只要以指甲指壓手臂的「郄門」與「神門」下腹部的「氣海」，症狀便可獲得改善（參照經穴圖）。

●深深吸氣

當然心跳加快，脈搏也增加，患有心臟病的人常有此種發作性的心跳加快，但一般健康的人有時也會。通常發作從數分鐘到二～三小時不等。

此時，深深吸氣，閉口，不要吐氣，盡力持住，直到臉孔漲紅。反覆做數次。但如有胸痛，必須立刻求醫診治。

●飲用紫蘇葉的榨汁

快速榨出的柴蘇葉汁，飲下可使心跳正常。

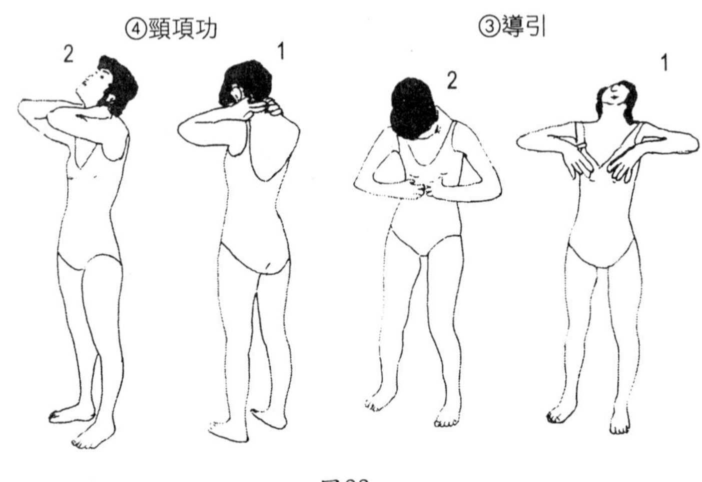

圖23

中式體育療法

先做①立禪②甩手（參照二一一頁）。

③導引

1.拇指按於「中府」（鎖骨下方大約三公分），一邊加以按壓，胸膛則後仰。

2.雙手中指併攏，按於「巨闕」（位於心窩），邊吐氣邊指壓。此時上半身自然前屈。做數次。「中府」消除胸口發悶，呼吸困難；「巨闕」有鎮靜心臟悸動的作用。

以上的導引坐著做亦可。

④頸項功

1.五指併攏，置於頸後，雙手摩擦頸項部分。摩擦之前，雙掌要仔細搓過。靠手掌的摩擦使頸項溫暖。做二十四次。

2.脖子朝向左右後方扭轉。當脖子扭向右邊時，眼睛看左後方；脖子扭向左邊時，眼睛看右後方。但手臂朝向正面。做十二次。

中式食物自療法

●蛋黃油

雞蛋五～十五個，只用蛋黃，放在煎鍋炒，時間一久便焦黑冒煙，而流出黑色的油脂，將之收入瓶中，一天三次，一次二～三滴，摻在開水中，餐後服用。

服用過多反而給心臟造成負擔，請注意用量。

●烤蘋果

蘋果縱切，放在鍋內，弱火炒大約三小時。等完全冷卻之後，研成粉末，一次〇•二公克，一天二次，進餐時服用。

根據古書記載，蘋果的效用「更新神經組織，保護腦，排除有害物，清淨血液。」

最近科學證明蘋果有降低血壓與膽固醇的作用，正因此種藥理作用而對呼吸困難，心跳加快等有效。

●蒲公英的根

切細曬乾，五公克煎湯服用。

蒲公英無論葉、莖、根、花均可為藥，藥效卓著。幾乎可治百病。

其中之一是淨血的功用，具有減輕心臟負擔的功能。

中式漢方療法

㈠體格好，神經性的心跳加快、呼吸困難——大柴胡湯合半夏厚朴湯

大柴胡湯用於體格好，心窩發悶，有胸脇苦滿（參照二六頁）的人，另外，如有心跳加快、呼吸困難，加半夏厚朴湯。

採用半夏厚朴湯的心跳加快、呼吸困難是神經性的。同時也有頭昏眼花，外表上並未發現明顯的心悸亢進——此種情形才有效。

但患者本人卻擔心可能引起心臟麻痺，總之，儘快服用。

㈡體力差，脈搏結滯（混亂）——炙甘草湯

使用於體力極差、心跳加快、脈搏結滯的症狀。炙甘草湯別名「復脈湯」，能使脈

搏轉弱為強的藥。

主藥是炙甘草，經過火烤的甘草。此一生藥有治好急迫症狀的效果。

另外，配合的桂枝等八種生藥有滋潤血管，調整血流的作用。

㈢天生虛弱體質、容易疲倦——補中益氣湯

雖然談不上有何疾病，但體質虛弱，沒有食慾，四肢無力，容易流汗，此種人有心跳加快，呼吸困難的症狀時，用補中益氣湯，這是一帖補虛弱體質的藥，別名又叫「醫王湯」，意即溫補藥之王。

此處方係金、元時代的名醫李東垣所創，共由十種生藥組成，人參、白朮、陳皮、甘草等均有健胃強身之效。

平常自療法

●避免激烈的運動

心跳加快，呼吸困難如果是由於心臟或肺的異常所引起的，應該避免激烈的運動、過度的勞累。

●清晨散步

每天清晨散步之後，做一做柔軟體操，鍛鍊一下身體。

●乾布摩擦

以乾布摩擦身體，刺激皮膚，症狀便逐漸減輕。

●戒除香菸、咖啡

如果是暫時性的症狀，只要戒除香菸、咖啡便可好轉，藉此機會從此戒絕更佳。

第二章

消除慢性等不快症狀

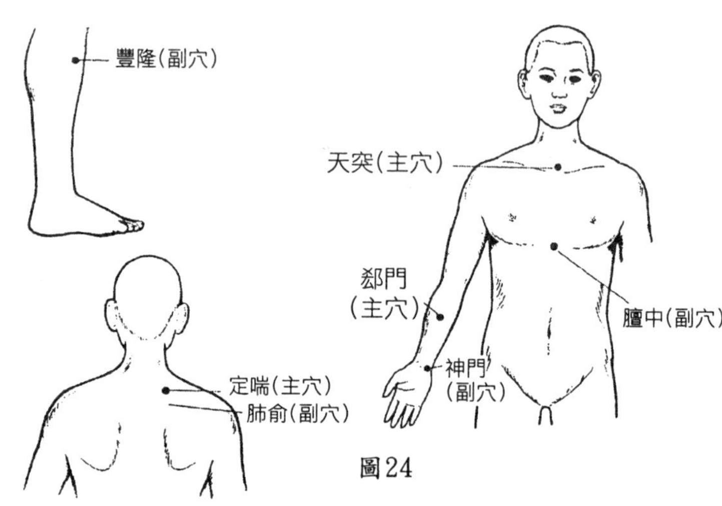

圖24

咳嗽、多痰、氣喘

推拿療法(中式指壓)

【主穴】位於脖子下方的「定喘」，位於喉嚨的「天突」，位於手肘與手腕的「郄門」是主穴。

「定喘」鎮咳去痰，是支氣管氣喘的特效穴。「天突」對咳嗽、聲音沙啞很有效。「郄門」有紓解呼吸困難，治好支氣管氣喘的功效。

【副穴】「豐隆」，去痰；「肺俞」，調整肺機能；「膻中」，開氣道；「神門」，安定精神。

臨時急救法

●捶背

痰多但卻吐不出來，深覺苦惱時，請別人握拳捶背，痰便容易吐出來。

●嘟起嘴巴深呼吸

即將咳嗽時仰臥，在肚子上擺幾本雜誌（重約一～二公斤），嘟起嘴巴，彷彿吹口哨一般吐氣。深深吸氣，深深吐氣。（圖25）

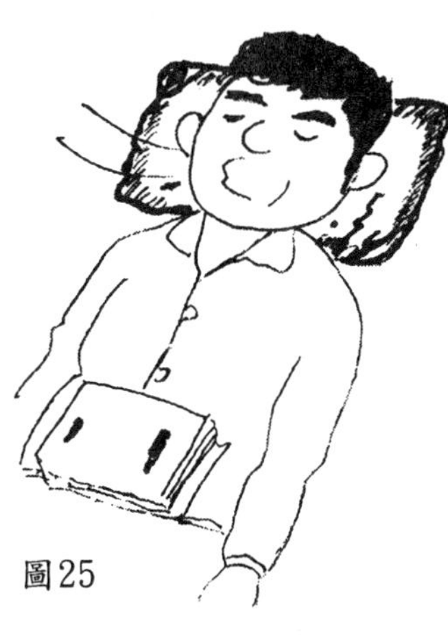

圖25

中式體育療法

先做①立禪②甩手（參照二一頁）。

③刺激「人迎」

1.以右手拇指按於左側的「人迎」（喉結外側大約五公分，有脈動的地方），捏住胸鎖乳突肌（頸部的肌肉）。

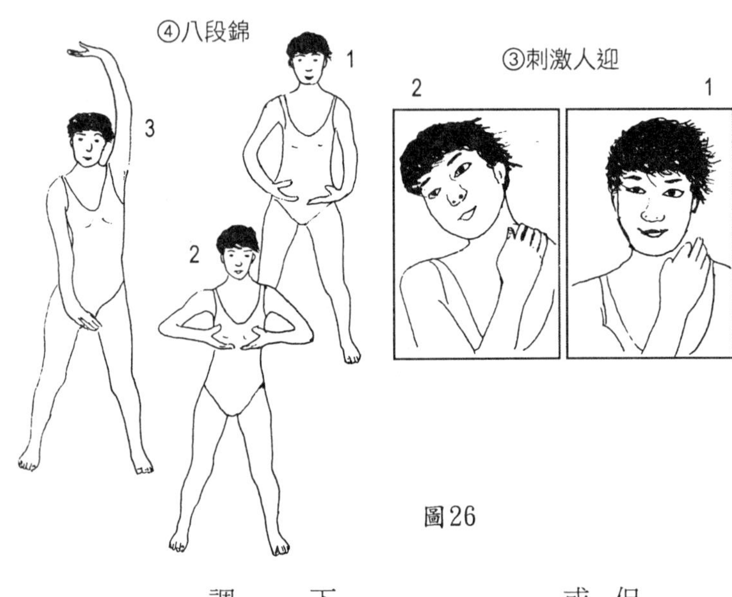

圖26

2.壓住經穴，邊吸氣，頭右轉。

3.邊吐氣，恢復原狀。左右各做四次。但不要太用力壓迫經穴。「人迎」對於氣喘或支氣管的炎症很有效。

④八段錦

1.雙腳張開與肩同寬，雙手手掌朝上。

2.邊吸氣，提至胸前。

3.緩緩的吐氣，雙手手掌翻轉，右手向下，左手向上，手掌朝外。

其次邊吸氣，恢復至1.的姿勢。左右對調，各做四次。

中式食物自療法

●豆漿

豆漿加上少量的甘藷糖，每天早上喝一

杯，連喝一百天。豆漿有去除水毒、治療發腫的功用。甘藷有增加氣力，消除腎虛（精力減退）的效用。

●梨汁

梨子二個，榨出果汁，加麻黃（麻黃的地上部分）十五公克煮，煮完後去除麻黃，喝果汁。

梨子是中國的原產，自古做為藥食，深受重視。梨子有祛除肺與胃的熱、潤燥的作用，亦即滋潤作用。因此被用來解酒，也可治療糖尿病。

麻黃有發汗、利尿、止咳的作用，甚至被配成漢方藥。最近又發現麻黃含有豐富的鹽酸麻黃素（aphadyine）。鹽酸麻黃素有止咳的功效，證明先人傳承的藥食是正確的。

●青蛙椰子湯

切開椰子，將曬乾的青蛙置於其內，煮數小時之後即可食用。連吃數次，多痰咳嗽即逐漸痊癒。

青蛙有去除體內水毒的利尿效果，又有強壯作用，可補身體，可治氣喘。

中式漢方療法

㈠體力中等以上，發作時汗如雨下——麻杏甘石湯

常用於支氣管炎、氣喘的咳嗽。最麻煩的症狀是發作時全身汗如雨下。體力在中等以上，容易口渴，咳嗽與呼吸困難均嚴重的氣喘，這一帖藥很有效。市面上出售的氣喘藥，大多加進此一處方的若干生藥，這一帖藥便是如此的常用於氣喘。

麻杏甘石湯由石膏、麻黃、杏仁、甘草四種生藥所構成，此一處方的關鍵在於石膏（天然的含水硫酸鈣）。石膏與麻黃混合有止汗、退熱、止渴的作用。另外，杏仁有止咳的作用，加上石膏、麻黃，功效更為加倍。

㈡體力中等、胃部一帶敲敲發出水聲——小青龍湯

過敏性鼻炎的特效藥。另外，也對氣喘有效，被視為小兒氣喘的特效藥。

對象是體格、營養狀態中等，但胃卻不算好，敲一敲胃部一帶發出水聲的人。

漢方醫學認為，過敏性鼻炎是由於水分的代謝異常所引起的，因此，小青龍湯包括

多種治療水分代謝異常的生藥。有趣的是，根據最近藥理學的分析，發現構成此一處方的桂枝、麻黃、細辛含有豐富的抗組織胺（過敏起因於組織胺過多）。另外，甘草也具有抑制過敏的藥效。

㈢體力中下，咳嗽嚴重──麥門冬湯

體力中下、呼吸困難與咳嗽嚴重的人，尤其抽筋性的咳嗽，服用這帖藥有意想不到的效果。另外，對於痰多而黏的氣喘很有效。

麥門冬與半夏是主藥，麥門冬滋潤乾燥的喉嚨與氣管，有止咳的作用；半夏鬆懈喉嚨與氣管的堵塞感，有止咳的功能。

平常自療法

●乾布摩擦

每天用乾布摩擦五分鐘，可能的話，再做五分鐘的腹肌運動。如此可望改善體質。

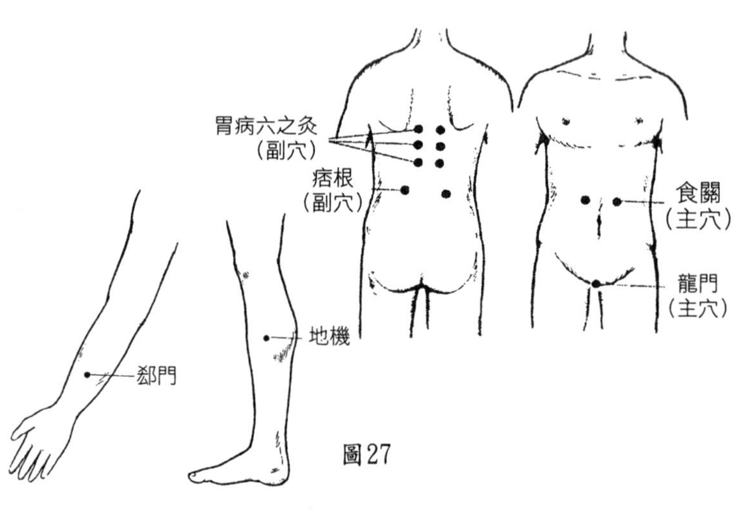

圖27

四肢無力、無精打采

推拿療法（中式指壓）

【主穴】腹部的「食關」與下腹部的「龍門」是重要經穴。

「食關」調整消化系統的機能，增進食慾，消除緊張。「龍門」讓食物順利通過，排出多餘的東西，增進體力。

【副穴】「痞根」，治療肝臟的疲勞、脾臟的肥大、胃炎、腸炎、腰痛，使消化機能恢復正常，培養精力；「胃病六之灸」，治療疲勞倦怠引起的便秘或下痢，也可治療胃弱、胃下垂。

臨時急救法

●大蒜加蜂蜜

一撮大蒜，切薄，在鍋中炒成褐色，加蜂蜜開水飲用，可增強精力。

●按摩上腕二頭肌、下腿三頭肌

用力抓捏上腕二頭肌（使勁時隆起筋肉處）與下腿三頭肌（腿肚）。

●指甲指壓

用力以指甲指壓手臂的「郄門」與腳部的「地機」，大約九次即感神清氣爽（參照經穴圖）。

中式體育療法

先做①立禪與②甩手（參照二一一頁）。

③扭身體看腳踵

1. 雙腳張開與肩同寬。

2. 邊吐氣，上半身向左扭轉，眼睛看左腳踵，此時雙手配合上半身的動作。邊吸氣

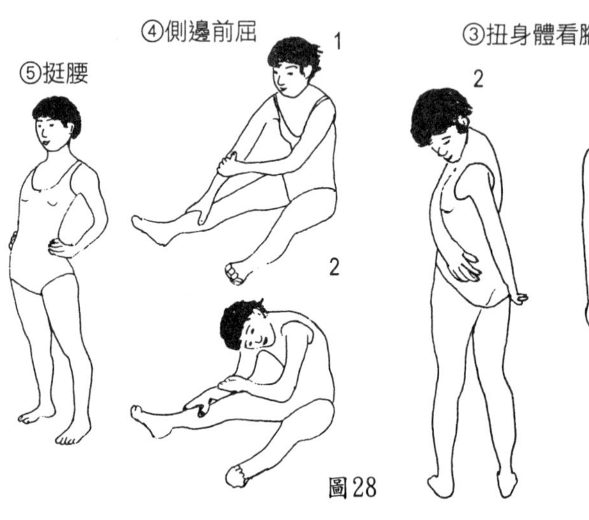

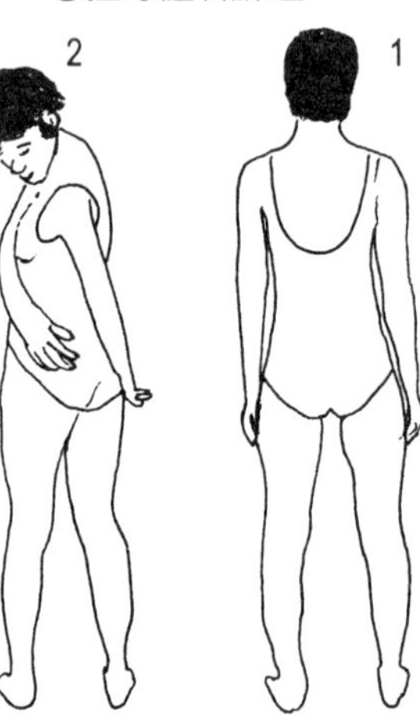

圖28

恢復原狀。左右各做八次。

④側邊前屈

1. 雙腳張開六十度，右手握左腳的足脛，左手握右手的手肘。

2. 邊吸氣，上半身朝右腳的方向前屈。前屈完畢，邊緩緩吐氣恢復原狀。左右各做二～三次。

⑤挺腰

直立，雙手叉腰，邊吸氣，手將腰部向前推。邊吐氣，緩緩恢復原狀。做四次。

中式食物自療法

●拌黑芝麻

將炒過的黑芝麻搗碎，何首烏（何首烏的球根）也搗碎，兩者同量混合。

再加上適量的蜂蜜與開水，加熱，變成稀糊狀才熄火，早晚服用一次，每次一小湯匙，如此便不容易疲倦。

『本草書』上甚至記載「常食芝蔴可成仙人」，芝蔴自古便被視為「仙藥」，甚受歡迎。藥用則以黑芝蔴，不用白芝蔴，據說黑芝蔴補腎，可治腎虛。

何首烏是著名的長壽回春藥，被視為益精、強壯、防老、延年的妙藥。至於蜂蜜的效果更不用說了，它能預防胃腸機能的減退，消除疲勞倦怠，是最佳的滋養食品。

●油炸虎耳草

將虎耳草的葉子油炸，一次大約吃三片。虎耳草因其葉子似虎耳，故名之。

虎耳草有鎮靜作用，尤其對焦慮不安等精神上的疲勞有效。

●大蒜粉

每天早上，早餐前服用一小湯匙。

「大蒜有百效」，世界上恐怕沒有一個民族像中國人那麼愛好大蒜了，這是來自基於本草學學理的生活智慧。

大蒜促進血液循環，暖和身體，消除疲勞倦怠，增強精力。

中式漢方療法

㈠急性肝炎，黃疸等所引起的疲勞倦怠——茵蔯蒿湯

當疲勞倦怠係因急性肝炎或黃疸等所引起時，使用此一處方。

雖然常因口渴飲水，但尿量卻少，心窩至胸部有堵塞發悶的不快感，情緒不穩，沒有食慾，如係上述的症狀，此藥最佳。

從體力上來看，屬於體格好，全身體力充沛的實證型。

㈡沿肋骨下端壓有痛感——大柴胡湯合茵蔯蒿湯、小柴胡湯合茵蔯蒿湯

大柴胡湯用於體力充實的人，小柴胡湯用於體力中等的人。另外小柴胡湯的藥效，無論腹力或胸脇苦滿（參照二六頁）均較大柴胡湯稍輕。「沒有便秘」時使用小柴胡湯即可。有胸脇苦滿是使用柴胡的重要對象。

大柴胡湯、小柴胡湯均為肝病不可缺少的藥。症狀嚴重時，加上茵蔯蒿湯服用。

㈢喉嚨乾渴、發熱、頭痛——茵蔯五苓散

喉嚨乾渴，不斷的喝水，但排尿卻不多，發燒或頭痛，全身無力，而且有肝臟障礙或黃疸等。適用於體力中等或中下的人。

尤其急性肝炎、肝硬化的初期，有腹水、浮腫的人很有效。

平常自療法

●用力搓揉手指與腳底

用力搓揉手指或腳底，捶一捶手掌，可促進血液循環，消除疲勞。

●手腳的運動

仰臥，雙手舉高，做一做伸縮運動，然後手腳一起舉起來，反覆做數次。如此可促使滯留於手腳先端的血液流通，對於消除疲勞倦怠很有效。

●扭轉全身

伏臥，伸展手腳，動作就像蛇行一般。如此可促進腎機能，全身富有活力。

●按壓背脊

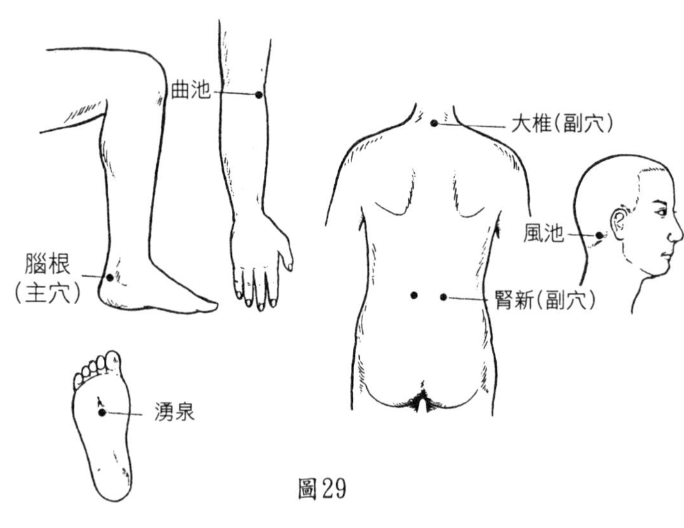

圖29

如因背部痠痛疲倦時，請別人代為壓一壓背脊。因為沿著背脊有許多消除疲勞的經穴密集。

手腳冰冷、臉孔發燒、更年期障礙

推拿療法(中式指壓)

【主穴】腳後筋旁邊的「腦根」是重要經穴，腦根有祛寒退熱的調節作用。

【副穴】「大椎」，去除充血、頭重、肩膀痠痛；「腎新」，暖和膀胱、腎臟、提高精氣。

臨時急救法

●手腳的溫浴

把熱水（四三～四五度）倒進水桶，加入硫黃等溫泉浴劑。雙手（浸到手肘）雙腳（浸到膝蓋）浸泡十五～二十分鐘。水漸冷則另加熱手。一天浸泡三次。

●用牙刷摩擦

用牙刷摩擦腳底與手掌，如果會痛的話就改用乾毛巾。

●以指甲指壓外足踝

以指甲或指尖用力壓外足踝下方（圖30），很不可思議的可以消除發燒。另外，再指壓「腦根」更好。

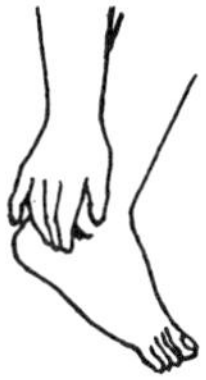

圖30

中式體育療法

先做①立禪②甩手（參照二一一頁）。

③浴頭

1. 從額頭髮際至後頭部髮際，雙手和搓頭髮一般按摩頭皮。做三十六次。

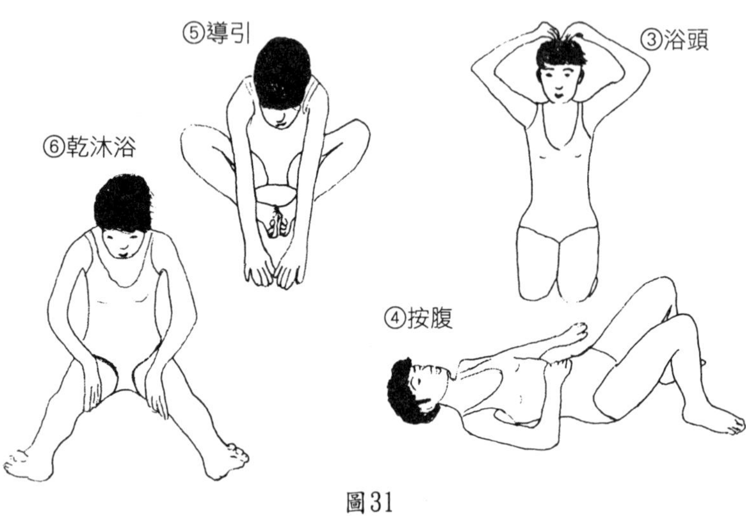

圖31

2.以指尖壓頭頂（五秒鐘）。尤其中指要按於「百會」（位於頭頂）。做五次。

④按腹

仰臥，從肚臍起迴旋按摩下腹部，其次以手掌輕拍，大約二分鐘。

⑤導引

1.坐下，兩腳底相合，腳踵儘可能靠近身體，雙手擺在膝上。

2.雙膝張開，儘可能貼於地板，上半身則前屈。前屈時吐氣，吸氣時則恢復原狀。做一～二分鐘。一天做三次。

⑥乾沐浴

雙腳張開六十度，仔細摩擦大腿內側。做一～二分鐘。摩擦之前，手掌先搓過，讓手掌充分溫暖。

中式食物自療法

●韮菜

將炒過的韮菜加若干鰹魚片即可食用。

韮菜是「溫性的好菜」，深具暖和身體的作用，另外，也有除去血滯的功能，故可促進血液循環。是中餐常用的菜，別名「起陽草」，亦即有壯陽的效果。

鰹魚富含營養，尤其胺基酸的含量之多，在魚類加工品中也是出類拔萃的。能夠中和進入體內的毒素，加以排出體外。

●大蒜酒

大蒜搗碎，加少許芥子粉，與酒一起食用。虛寒的部位便逐漸暖和。

●香附子的煎湯

香附子的根莖五～七公克，加水四百cc煎煮，一天分二～三次溫服。手腳冰冷、臉部發熱等更年期特有的症狀便逐漸緩和。

中式漢方療法

㈠體力充沛的實證型，肚臍斜下方有阻力與壓痛——桂枝茯苓丸

手腳冰冷與臉部發熱乃是體內循環的血液或淋巴液因某種原因而循環不佳，在某個部位滯留而發生的，這叫「瘀血」。桂枝茯苓丸是去除瘀血的代表藥之一。

對象是體力充沛的實證型，肚臍左斜下方或右斜下方有中等程度的阻力與壓痛，除了手腳冰冷與腳部發燒之外，有生理不順，下腹部常疼痛等症狀。適用於未婚女性。

㈡沒有體力，苦於發燒、頭痛——當歸芍藥散

使用於虛證型的代表藥，用於治療全身無力的人的瘀血，這一帖藥是最恰當了。適合此一處方的人大多皮膚白、削瘦型的人，腹力中下，肚臍右方或左斜下方有輕度的阻力與壓痛。

自覺症狀除了手腳冰冷與臉部發燒，另有頭痛、生理不順等。此藥大多用於婦女，但有時也用於男士，但只有女性型的男性才有效。

構成本藥的生藥之中，茯苓、澤瀉、白朮是去水毒的利水劑。另外，當歸有補血、強壯作用，芍藥有鎮痛及緩和痙攣的作用。

㈢貧血嚴重、皮膚乾燥、神經質的女人——四物湯

此藥有「婦女病的聖藥」之稱，促進血液循環，補充貧血，具有鎮靜婦女病的神經症狀的效能。

對象是全身無力的虛證型，有貧血的傾向，而且皮膚乾燥，脈沈而弱，腹診之下腹部虛弱，肚臍一帶有動悸。但此一處方很少單獨使用，大多併用其他漢方藥。

平常自療法

●加溫腳底

以懷爐等直接加溫腳底，尤其是「湧泉」的經穴（參照經穴圖）。

●指甲指壓

位於手肘的「曲池」與耳後的「風池」，以上兩處經穴仔細以指甲指壓，即感神清氣爽，不再手腳冰冷或臉部發燒（參照經穴圖）。

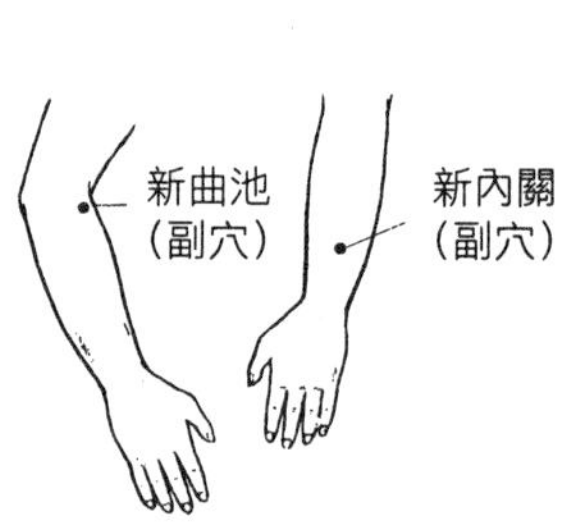

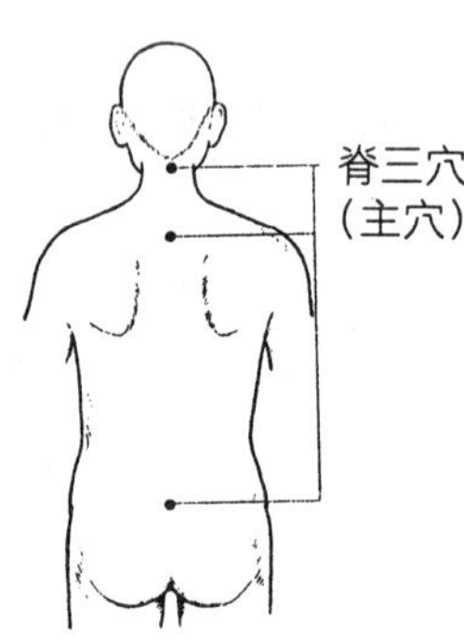

圖32

●艾草坐墊

在中國的農村，怕冷的婦女所用的坐墊並非棉花做的，而是艾草做的。艾草坐墊的確頗具保溫的效果。

●用菜湯泡腳

將大蒜或蘿蔔的葉子曬乾，煮成湯，用來泡腳，如用來洗腳，效果更好。

頭昏眼花、貧血

推拿療法（中式指壓）

【主穴】人體的骨骼從脊椎起順序是胸椎、腰椎、骶骨，形成所謂「背脊」，背脊共有三處治療頭昏眼花的特效穴「脊三穴」。

推拿上述的經穴，不僅可治好頭昏眼花，而且神清氣爽。

【副穴】「新曲池」，調整血壓、消除頭昏眼花、肩膀痠痛，還可改善特異體質，如過敏性等；「新內關」，除去胸脇苦滿，消除頭痛或喉嚨梗塞，治好頭昏眼花。

臨時急救法

●指甲指壓耳朵周圍

以指甲指壓頭昏眼花的總樞鈕「翳風」「翳明」「完骨」等經穴。（圖33）

●飲用人參精

將一～二湯匙的人參精沖熱開水服用，非常有效。

●側臥

頭昏眼花嚴重時，最好先躺下來。頭昏眼花不會致命，首先消除內心的不安。

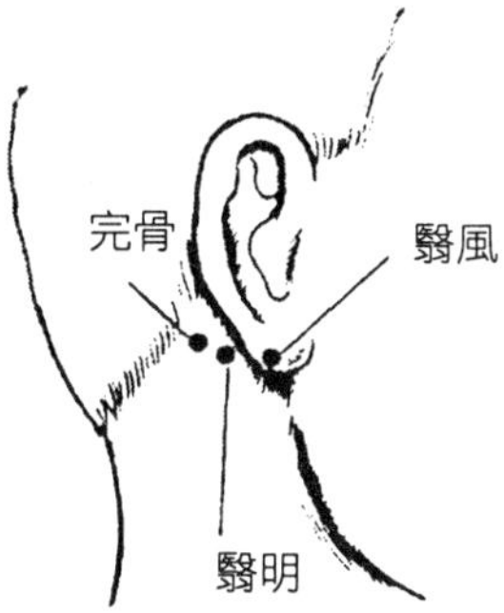

圖33

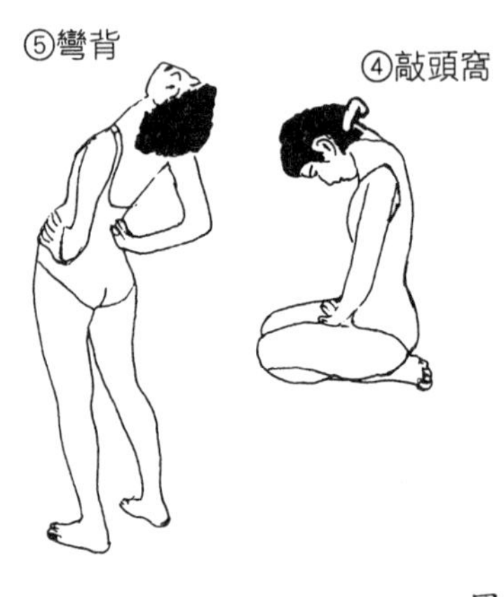

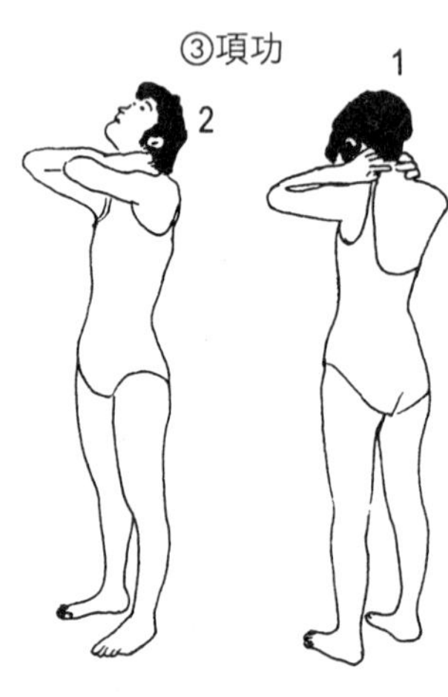

圖34

中式體育療法

先做①立禪②甩手（參照二一頁）。

③項功

1.雙手互搓，完全暖和之後，五指併攏，如圖34所示摩擦頸後。做二十四次。

2.其次手掌略微鼓成弧度，用五指的指尖輕敲頸後，要有節奏。大約做三十秒。

3.五指併攏，置於頸後，脖子後仰。如能看見背後的牆壁最佳。大約三十秒。

只要做完以上的動作，頓覺頭腦清晰，不再頭暈目眩或發燒了。

④敲頭窩

以手刀敲頸窩，左右各敲六次。

⑤彎背

直立，雙手叉腰，上半身後仰。靜止大約三十秒。

中式食物自療法

●虎耳草的榨汁

服用虎耳草葉子的生汁。因其葉子形似老虎耳朵故名之，有解毒作用，被用做各種秘方，例如中耳炎，將數滴榨汁滴進耳孔有消炎功效。

根據現代化藥理學，虎耳草的葉子含有硝酸鈣，具有利尿作用，故對頭暈目眩等有效。

●山梔子的粉末

將山梔子的果實炒黑，研成粉末，放入三～五公克的酒中，一天服用一次。

中藥用山梔子做為利尿、鎮靜、止血、頭痛藥。至於對頭暈目眩有效是因為有去除水毒，使氣恢復正常的功用。

另外，也有消炎作用，也被用做擊傷的外用藥。

●豬腦與天麻

豬腦一個，天麻十五公克，用蒸籠蒸熟即可食用。

中醫認為因腎虛而腦髓的精氣不足，是頭暈目眩的原因之一，基於「同物同治」（例如肝病吃豬肝）的觀念，故吃豬腦。

天麻有很好的鎮靜作用，是頭痛不可缺少的生藥。

中式漢方療法

㈠身體某處發燒、心窩發悶——黃連解毒湯

此一處方比較適合體力充沛實證型的人，體型與體質從健壯到中等的人，如有以下列舉的徵候，此藥非常有效。

臉孔泛紅，體溫高的人。進入悶熱的室內，全身發熱的人。全身、手腳，或身體某個部位溫度高的人。沒有便秘但卻心窩發悶的人等。

此藥由四種生藥（黃芩、黃連、山梔子、黃柏）構成，這些生藥均屬所謂清熱，有退熱的作用。

㈡體力中下，伴隨頭痛的頭暈目眩——半夏白朮天麻湯

此藥常用於平日胃腸不好，有胃內停水的人，體力中下、頭痛而且頭暈目眩、想嘔吐、肩膀痠痛、腳冷等。再者，餐後全身懶洋洋想睡覺的人也有效。

此藥有補脾胃的作用，以促進胃腸消化機能的六君子湯為基本，另外配上人參、黃耆、甘草、白朮等補脾胃的生藥。金、元時代的四大家之一，名醫李東垣著『脾胃論』介紹的處方。

(三)體力中等或中下，有胃內停水——苓桂朮甘湯

此一處方對於頭暈目眩很有效。中醫學認為頭暈目眩的原因是水毒，亦即體內水分的分配異常或偏差，因此，用於體力中等或中下、胃腸弱、有胃內停水的人。所謂胃內停水是由於胃的功能衰弱，不容易將胃內的水分輸送到腸子。

苓桂朮甘湯由茯苓、桂枝、白朮、甘草四種生藥構成，有治療胃內停水的作用。

平常自療法

●壓手部的經穴

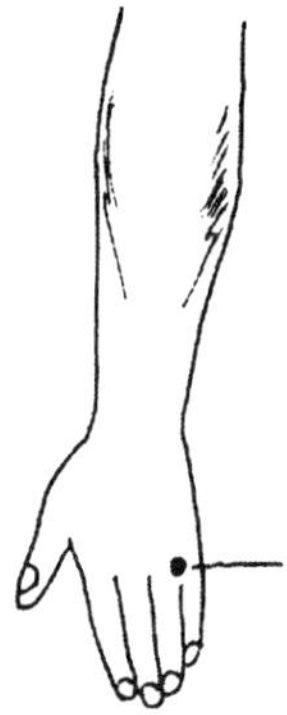

中渚

圖35

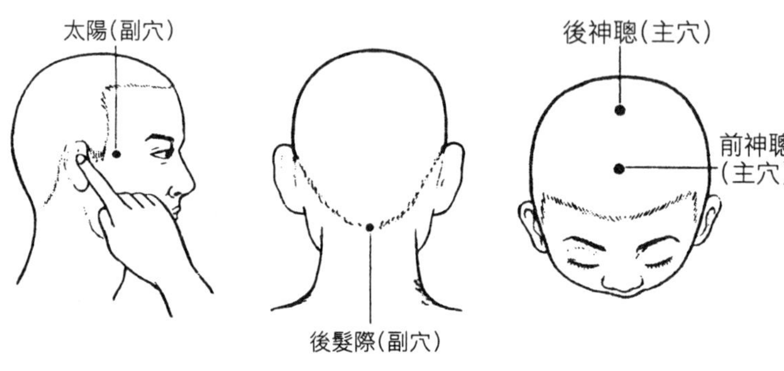

圖36

時常以大拇指與食指夾壓無名指與小指之間的經穴「中渚」（圖35），會逐漸改變為不會頭暈目眩的體質。

●多食富含鐵質的食品

如果是鐵質缺乏而引起的頭暈目眩，必須多食用富含鐵質的食品，例如，動物的肝臟、菠菜、蜆貝、羊栖菜、紫菜、裙帶菜、紫蘇葉、芝蔴等。

頭痛、頭重

推拿療法（中式指壓）

【主穴】位於頭上的「前神聰」與「後神聰」是主穴。前神聰消除前頭部的頭痛、頭重，促進頭腦明晰。後神聰消除後頭部的頭痛、頭重。

【副穴】「後髮際」，對一切頭痛均有效，尤其頭重有效；「太陽」，側頭部，消除太陽穴的頭痛、頭重，使腦筋清楚，彷彿在暗處看見太陽之喻。

臨時急救法

●安靜

外傷或運動傷害之後的頭痛，首先量體溫與脈（脈搏數、脈動），如有異常，立刻聯絡腦外科醫生。

●耳、鼻、口出血，立刻聯絡專門醫生

耳、鼻、口出血的頭痛乃是非常危險的狀態，必須分秒必爭，送往腦外科。

●留意躺的時候頭部的位置

根據臉色判斷躺的位置，如果臉色紅潤，那麼，頭部要抬高三十公分；如果臉色蒼白，頭部降低三十公分。

●抬高下顎，臉孔朝向側面

抬高下顎以便不因嘔吐物而窒息，確保氣道，使臉孔朝向側面，以便容易嘔吐。另外要十分注意保溫，如有發燒則加以退熱。

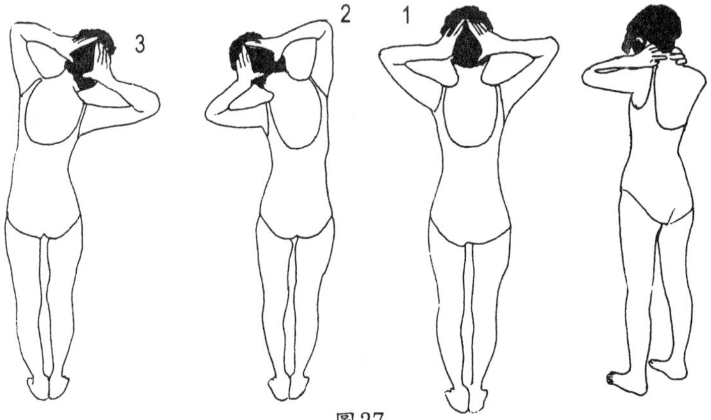

④天柱經穴體操　③項功

圖37

中式體育療法

先做①立禪②甩手（參照二一一頁）。

③項功

五指併攏，以手掌部分摩擦頸項部分。做二十四次。摩擦之前，雙手必須互搓，使手掌暖和。

④天柱經穴體操

1.直立或端坐，雙手拇指按於頭痛的名穴「天柱」（頸窩內側）。

2.頭傾向左邊時，右手拇指指壓天柱。

3.以同樣的方法，另一邊也要做。連做數次。

中式食物自療法

●楊梅

楊梅數粒，加少量薄荷，與茉莉茶一起煮成糊狀，當做飲料。

楊梅除去胃腸中的積滯或熱邪，治療上逆（氣從下腹往上冒而感覺不快的狀態），促進血液循環等。

薄荷除去食滯與水毒。茉莉茶有利尿作用及下氣、除水毒。

●魚頭豬腦湯

大的魚頭，新鮮的豬腦加川芎，煮後即可食用。

中國有所謂「同物同治」的觀念，例如頭的疾病吃頭，腎臟病吃腎臟，吃同樣的東西病情便會改善。因此，頭痛頭重便吃動物的頭或腦。

川芎是芹科的多年草，除去根，將根莖曬乾而成，是一種漢方的生藥，具有獨特的芬香，做為淨血藥有鎮靜、鎮痛的功效。

●黑芝麻與胡桃肉的粉末

黑芝麻與胡桃肉一起輕炒，研成粉末，加少許的糖，每次一～二公克，摻在開水中飲用。

黑芝蔴有強壯作用與健腦作用。胡桃常用於中國料理，清朝的西太后喜歡胡桃，而青春永駐。胡桃有強壯作用，預防動脈硬化，促進頸部的血液循環。

中式漢方療法

㈠伴隨高血壓、動脈硬化的頭痛、頭重早上起床便發作——鈎藤散

此一處方對伴隨高血壓症、動脈硬化症等的頭痛、頭重有效。體力中等，尤其從早上起床到中午頭痛、頭重的人有效。可謂奇妙的藥方。

從體質方面而言，適合這帖藥的人是不容易流汗，怕冷，脾氣古怪，神經質的人。因此，更年期障礙、自律神經失調症的人如果是相同體質，使用此藥也有效。

鈎藤散記載於十二世紀宋代許叔微著的『本事方』中，介紹其效果。顧名思義，此一處方以鈎藤為主藥，有安定自律神經的功效。

㈡體力中下，伴隨頭暈目眩的頭痛、胃腸弱——半夏白朮天麻湯

對象是體力中下，伴隨頭暈目眩的頭痛，平素胃腸弱，水分滯留，腹部咕嚕咕嚕作響的人。此一處方不僅改善胃腸的功能，另外，可以治療水分的代謝障礙，有化解水毒或瘀血的功能，對於因為胃腸虛弱而引起頭痛或目眩的人，功效卓著。

再者，跟半夏白朮天麻湯很相似的處方有「吳茱萸湯」，兩者的差異是：前者的主症是頭痛與頭暈目眩，後者是頭痛與嘔吐。

㈢慢性頭痛，無論虛證或實證型——桂枝人參湯

此藥對於原因不明的慢性頭痛功效卓著，對象是胃弱、手腳寒冷，壓一壓心窩的部分有阻力與壓痛虛證型的人。

但體格好，胃腸情況良好的人有時也很有效，可說是一帖應用範圍廣泛的處方。關於這一帖藥，因其不具副作用，即使證的判斷有出入，也不妨一試。

平常自療法

●泡辣椒水

將辣椒搗碎，放進水桶（盛有四十二～四十三度的熱水），用來泡腳，然後按摩腳

拇趾，即感血行順暢，頗為舒服。

●脖子的迴轉運動

充分按摩脖子之後，前後左右旋轉脖子。

●清晨散步

早上早起，快步散步大約三十分鐘。

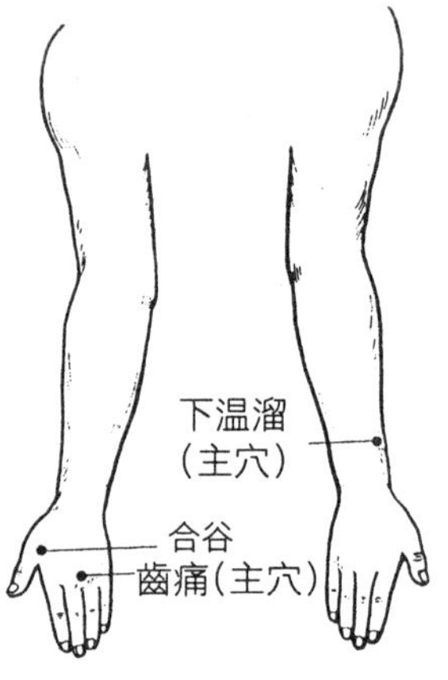

牙齒痛、牙床出血

推拿療法（中式指壓）

【主穴】手背第三、第四指之間的「齒痛」，與手腕附近的「下溫溜」是重要的經穴。

「齒痛」顧名思義對於牙齒痛的鎮痛效果令人刮目相看，「下溫溜」抑制齒肉腫，有去除瘀血的效果，另外也可鬆解肩膀痠痛。

【副穴】對齒肉發腫的地方直接施以推拿。可使不良的血液散開，緩和對神經的壓迫。

臨時急救法

●指甲指壓

對主穴與副穴施以指甲指壓，另外，也別忘了對拇指下方的「合谷穴」施以指甲指壓。合谷是消除牙痛的特效穴（參照經穴圖）。

●利用磨碎的蘿蔔汁

將蘿蔔磨碎，加少許的鹽，填塞痛的牙齒。起初鹽會刺痛牙齒，但稍過一會，疼痛便逐漸緩和。

如果不很急的話，先將茄子的蒂炒焦，與少許食鹽、明礬混合，填塞疼痛的牙齒亦可。

中式體育療法

先做①立禪②甩手（參照二一一頁）。

③叩齒

1. 以拇指除外的四根手指敲擊上下牙床。做二十四次。
2. 上下兩排牙齒互嚼。做三十六次。
3. 充分咀嚼湧出來的唾液，分三次嚥下。

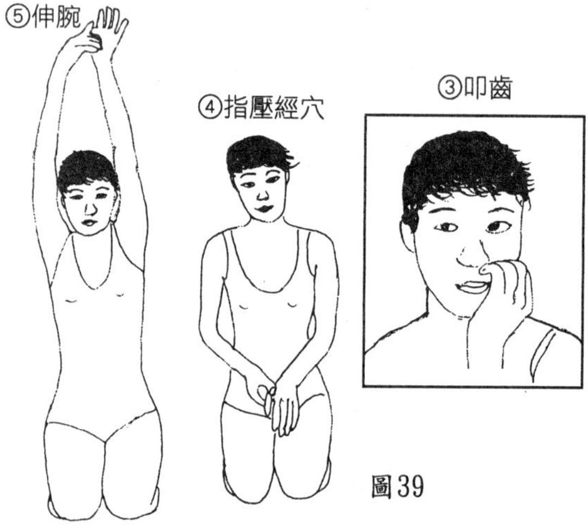

③叩齒　④指壓經穴　⑤伸腕

圖39

④指壓經穴

以拇指及食指用力夾壓「合谷」（拇指與食指之間，參照經穴圖）十～二十秒。左右各做四次。

「合谷」是止牙痛的特效穴，尤其下排的牙齒有效。至於上排的牙齒痛則指壓眼睛下面的「四白」。

⑤伸腕

以拇指壓住「合谷」，筆直高舉手臂。左右各做四次。

中式食物自療法

●露蜂房（蜂巢）的煎湯

露蜂房一次三～四公克，加水一八〇cc，煎至半量，等煎湯冷後，含在口中，徐徐嚥下。但太冷反而會刺痛，微溫服用亦可。另外，將露蜂房研成粉末服用也有效果。

所謂露蜂房是指野外的大型蜂巢，並非家裡屋簷下的小蜂巢。露蜂房不僅治牙痛，對於治療發腫也非常有效。具有強力的解毒、鎮痛作用。

●土當歸的煎湯

將曬乾的土當歸的根莖一次十五公克，加水四百cc，煎至半量，一次分三回服用。

土當歸具有各種藥效作用，古書記載「整血除風」，又有出汗、鎮痛作用，是非常有用的藥草之一。

●海藻

常食羊栖菜、裙帶菜、海帶、紫菜等，有預防蛀牙的效果。這些海藻類富含鈣質，除了強化齒質，也可預防唾液的酸性化，使牙齒健全。

中式漢方療法

㈠痛得不知道那一顆牙齒痛——立效散

對於疼痛激烈，普通的鎮痛藥無效的牙痛，立效散有時見效。例如，即使飲一口茶也會激烈疼痛，痛得不知道那一顆牙齒痛時，含一口立效散，經過一會徐徐嚥下，效果非常卓著，甚至只服一次便止痛。使用時沒有實證虛證之分。

立效散由細辛、升麻、防風、甘草、龍膽配成，除龍膽之外，其他均有鎮痛作用，龍膽則有消炎、健胃的作用。

㈡多汗、臉部發熱、牙痛——桂枝五物湯

用於牙痛、齒根膜炎、齒槽膿漏、口內潰瘍等口中的炎症疼痛。對象是體力中等，多汗、臉部發熱、牙痛的人。此一處方由桂枝、桔梗、黃芩、地黃組成。桂枝、茯苓、地黃有鎮痛、鎮靜、強壯作用，桔梗有排膿作用，黃芩有抑制炎症、充血的作用。

桂枝五物湯任何醫籍均有收錄，因此何時開始使用卻無從考證了。

日本吉益東洞是個很有獨創性的醫生，倡導「萬病一毒論」，主張任何疾病均由於體內有毒而引起的，去毒才是治療萬病的根本之道，除非採用毒藥，以毒攻毒，否則沒有方法治病，而他治病果然採用具有強烈作用的藥物。

平常自療法

●食後刷牙

食物的殘渣附著於牙齒，將變成齒垢而成為蛀牙或齒槽膿漏的原因。刷牙也可促進牙床的血液循環。

●用鹽水漱口

溫水加鹽，每天漱口，牙痛便逐漸減輕。

●按摩頸部

仔細按摩頸部，如果是兒童，一般的牙痛便可消除。即使成人，如果化解肩膀或脖子的痠痛，有時牙痛也會消失。

●用虎耳草按摩

將虎耳草搗碎，用來按摩牙床，對齒槽膿漏很有效。

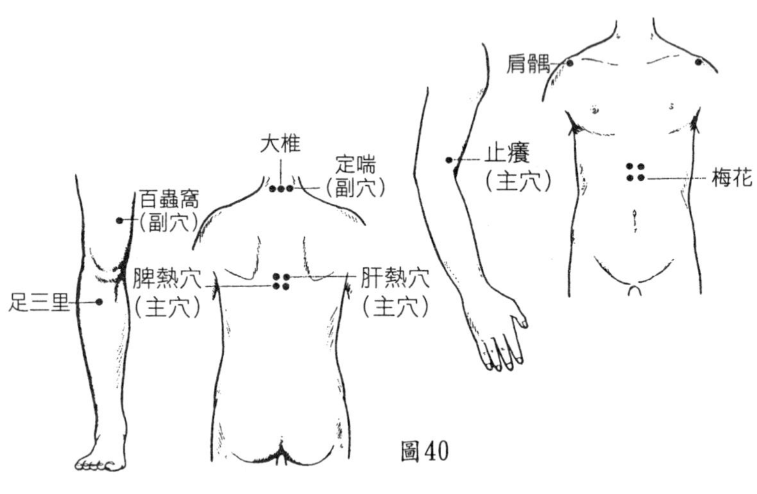

圖40

濕疹、青春痘、美肌

推拿療法（中式指壓）

【主穴】手肘稍上方的「止癢」是皮膚疾患的特效穴，「止癢」顧名思義對過敏性皮膚疾患尤其有效。

背後有兩處重要的經穴，第五胸椎下的「肝熱穴」加強肝臟的解毒作用，第六胸椎下的「脾熱穴」降肝、脾、胰臟的熱，治青春痘等。

【副穴】「定喘」，止咳、治療頑強的皮膚病；「百蟲窩」，去除血毒、治蕁痲疹。

臨時急救法

●灸治

以中醫灸（棒灸）灸治增強體力的經穴「足三里」、肩膀前端的「肩髃」、脖子下方的「大椎」，如再灸治「梅花」，即通便良好，皮膚毛病便會好轉（參照圖40）。

●禁食之物

背部青綠的魚類（鰮魚、鯖魚、鰺魚、秋刀魚等）、蝦子、螃蟹、豬肉、火腿、醃肉、竹筍、木耳類、蛋類、咖啡、巧克力等均可能促使濕疹、蕁麻疹、面皰更加惡化，應該禁食。

中式體育療法

先做①立禪與②甩手（參照二一一頁）。

③擦面

1.從額頭髮際至鼻子兩側，以雙手手掌由上往下摩擦。
2.以食指摩擦鼻子兩側及鼻下。
3.以中指摩擦眉間。
以上各做二十四次。

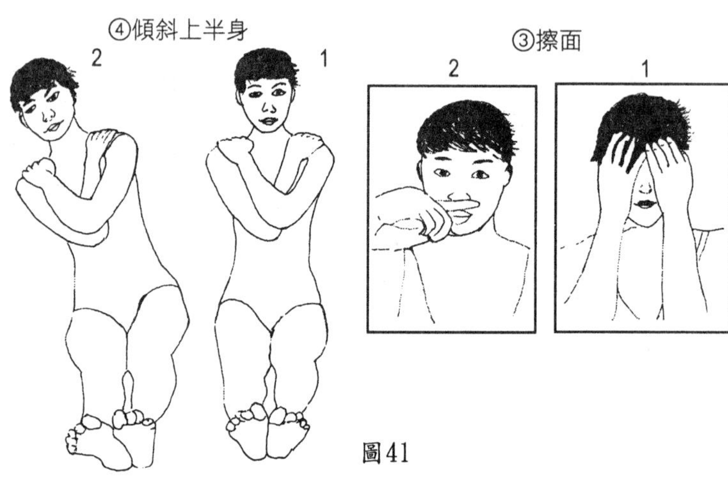

圖41

④傾斜上半身

1.坐下，雙腿前伸，右手搭於左肩，左手搭於右肩，左右手交叉。

2.邊自口吐氣，上半身向右傾斜，吸氣恢復原狀。

以上的動作左右交互各做二～三次。

中式食物自療法

●炒豆芽

將豆芽洗乾淨，剝去黑皮與細鬚，加芝麻油輕炒，加少量的鹽與胡椒亦可食用。

豆芽的原料是綠豆，綠豆的特徵是具有強烈的解熱、解毒作用，對於口內的發腫、痱子、黑斑、面皰等皮膚上的困擾，功效卓著。

●櫻葉的煎湯

櫻葉切細，十公克加水三六〇cc，煎煮至半量，分二次服用，對於初期腫疱、蕁麻疹、斑疹有效。

●虎杖根的煎湯

曬乾的虎杖根大約十五公克煎湯服之。大戰期間，葉子是代用煙草，在中國是一種藥草，生藥名「虎杖」，對於蕁麻疹或便秘非常有效。

●紅蘿蔔的榨汁

將紅蘿蔔磨碎，過濾，一次一小杯，每天飲用三次，對皮膚病有效。中醫學認為紅蘿蔔調整胃腸，安定五臟，故有美肌的功效。

中式漢方療法

㈠體力中等以上、腫疱、發癢嚴重——十味敗毒湯

此藥是皮膚病的中藥當中最有名的處方。

適用於體力中等以上，常生腫疱，發癢嚴重的人，頻繁地使用於浸出液或瘡痂不甚明顯的濕疹、蕁麻疹、皮膚炎、蟲咬等。

明代的名著『萬病回春』載有「荊防敗毒散」的處方，日本的名醫乳癌手術著名的華岡青洲從此獲得啟示，而創始這一帖十味敗毒湯。十味是由十種生藥配合而成的意思，具有解毒與中和毒素的作用。

㈡體力中等以上，年輕女性深覺困擾的面皰、青春痘——清上防風湯

體力中等以上，脖子以上的皮膚疾患，例如面皰、酒槽鼻（鼻尖紅腫）。尤其用於年輕女性深覺困擾的面皰、青春痘，非常有效。

此藥見於前述的『萬病回春』，共由十二種生藥組成。此帖藥方由發表劑（經由流汗將病毒散發出去的藥物）與解毒劑兩個系列構成。

㈢虛弱體質，苦於因合成清潔劑等造成的「主婦濕疹」——溫經湯

用於虛弱體質的婦女。有貧血的傾向，下腹冷，嘴唇乾裂，就寢時手部發熱感覺不舒服的人。對於手部粗裂或進行性指掌角皮症（主婦濕疹）有效。

「主婦濕疹」顧名思義，原因主要在於合成清潔劑，因此，男性很少見。附帶一提的，服用溫經湯有時也可治好不妊症。

平常自療法

●不要使用合成清潔劑

家庭主婦常見的手部濕疹，原因大多在於合成清潔劑。因此，把合成清潔劑改成用砂紙而治好的人相當多。另外，也有改成戴塑膠手套而治好的人。

●飲用麥茶

每天飲用麥茶，麥茶強健肝臟與腎臟，有美肌的功效。

●洗桃葉澡

將桃葉放進浴缸洗澡，對皮膚病相當有效，尤其是痱子。

抑制脫毛、防止禿頭

推拿療法（中式指壓）

【主穴】「前髮際」「後髮際」「側髮際」是重要的經穴。「前髮際」預防前頭部

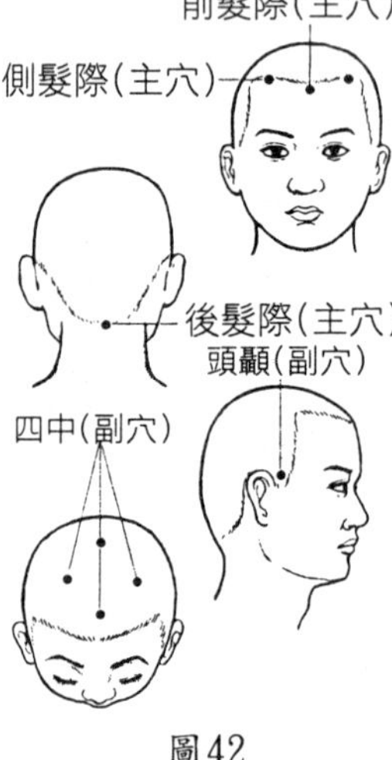

圖42

的脫毛，施加推拿，促進血液循環與發毛的機能復甦。同樣的，「後髮際」對後頭部，「側髮際」對側頭部的促進長毛有效。

【副穴】「四中」，消除精神不安，調節自律神經，防止脫毛；「頭顬」，促進頭蓋內的血液循環，促進長毛。

臨時急救法

●利用含大量葉綠素的東西

脫毛從硬幣大小開始，如果發現脫毛，立刻塗抹富含葉綠素的養髮劑。如果手邊沒有的話，將綠色蔬菜搗碎，塗在禿頭的部分。另外，用力以手指頭搓揉局部，有助於促進頭皮的血液循環，讓營養能夠到達毛髮。

●戴通風良好的帽子

頭部經常接觸冷空氣，頭皮的血行不佳，長毛遲緩，所以戴通風良好的帽子。如果通氣性不良，反而悶熱，對頭髮也不好。

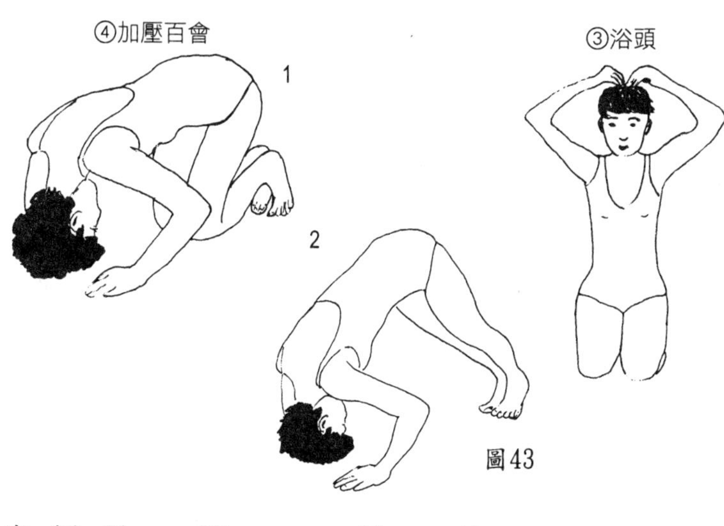

圖43

中式體育療法

先做①立禪與②甩手（參照二一一頁）。

③浴頭

1. 從額頭髮際向後頭部髮際，如梳頭髮一般按摩。做三十六次。

2. 以雙手的指腹按摩頭頂，又以手掌與指尖輕輕敲打。各做三十六次。

④加壓「百會」

頭頂接觸地板，舉起腰部，身體的重量擺在頭部。儘可能久持。做三次。

頭頂有「百會」穴，「百會」是全身所有經脈匯聚之處，被認為對全身的所有疾病均有效的經穴。脫毛與腎臟有很深的關係，如果腎臟有毛病便掉頭髮，故刺激「百會」能調整腎臟。

中式食物自療法

●地骨茶

煎地骨葉，每天當茶水飲用。地骨能夠改善脫毛原因的頭皮屑、腎臟機能降低。

地骨的根皮叫「地骨皮」，是一種漢方生藥。唐代劉禹錫的『枸杞井詩』寫道：「有健康長壽之效能，只要一服，即能延年益壽。」自古即被視為具有強壯、防止老化的作用，受到人們的重用。

●海帶

每天食用海帶，海帶預防毛細血管的收縮，防止血液凝固，促進血液循環，而且海帶富含碘，具有維持頭髮烏黑光亮的效果，也能預防白髮。

另外，海帶也是著名的長壽食品，在長壽村的地方，人們盛行多食海帶、海藻等。

●芝蔴

據說常食芝蔴能減少掉頭髮，毛髮也會更加濃密。

古書上寫道：「芝蔴服百日除一切之病，服一年忘飢餓，二年白髮變黑……」。

●多吃蛋

雞蛋富含蛋白質、含硫氨基酸等頭髮的原料，但是，雞蛋吃太多會提高體內的膽固醇，必須多加留意。

中式漢方療法

㈠精力充沛但卻苦於圓形脫毛——大柴胡湯

用於體力好，體格好的人。對象是腹力充實，有胸脇苦滿（參照二六頁），肚臍以上悸動強，有便秘的人。也就是說，對於外表頗為精力充沛且發生圓形脫毛的人有效。

㈡發生於幼兒或青年期的圓形脫毛症等——小柴胡湯

用於體力普遍，體格中等者。對象是有輕微的胸脇苦滿，早上起床嘴巴黏黏苦苦，脖子或肩膀容易痠痛等症狀。

用於幼兒或青年期發生的圓形脫毛症有效。

在漢方醫學，只要有胸脇苦滿便使用加有柴胡的處方，而使用最多的是小柴胡湯。例如，肝炎、腎炎、胃腸病、感冒、過敏性疾患、氣喘等應用範圍非常廣泛。

㈢虛弱體質，容易掉頭髮生頭皮屑——桂枝加龍骨牡礪湯

用於虛弱體質，心下部（心窩）有阻力，肚臍有悸動的人。尤其心情悶悶不樂，脫髮多，臉孔發熱，頭皮屑多，容易疲倦等是適應症。

另外，也是對圓形脫毛症很有效的處方。

平常自療法

●灸治

為了促進發毛，每天必須很有耐心的對主穴、副穴做大約十次的灸治，採用不會留下痕跡的中醫灸（棒灸）即可。

●刺激頭部皮膚

給予頭部皮膚輕度的刺激。以梅花針（成束的針）輕敲頭部皮膚，或以牙刷摩擦即可。

●仔細洗頭髮

每天洗髮亦無妨，但必須將洗髮精沖洗乾淨，花較長的時間按摩頭部。吹風機損傷

頭髮，必須慎重使用。

●少吃糖

吃太多甜食，似乎會使得脫髮變得更嚴重。

消除眼睛疲勞、治好老花眼、白內障

推拿療法（中式指壓）

【主穴】位於內眼角的「睛明」與位於太陽穴的「太陽」是主要的經穴。「睛明」顧名思義是能夠使眼睛明亮，對於一切眼睛的症狀均有效的經穴，必定要使用的。指壓此穴，眼睛將變得晶瑩明亮。

「太陽」穴促進眼睛的血液循環，恢復視力，此經穴發揮著如同從漆黑中看見太陽一般

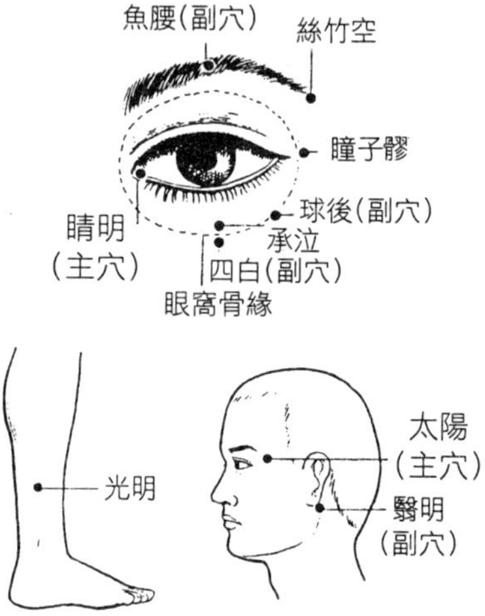

圖44

的威力。此經穴誠如其名。

【副穴】「魚腰」，治療視野內看見游絲黑點的飛蚊症；「球後」，消除黑眼球、白眼球的污濁，加強視力；「四白」，降眼壓、恢復視力；「翳明」，相當於視神經中樞的交感點，從視根恢復視力。

臨時急救法

●對眼睛施以溫冷刺激

眼睛深處疲倦或疼痛時，用浸過稀釋硼酸液的紗布覆蓋眼睛，使眼睛暖和。或用浸水的冷紗布使眼睛涼快也有效。總之，選擇感覺舒服即可，即使因而入睡也無妨。

●淋浴

眼睛疲勞的原因令人意料的往往是由於低血壓，低血壓的人由於身體容易疲倦，眼睛必然也容易疲倦。此時候，不妨洗個澡，休息一會，即可消除眼睛的疲勞。

●灸治

以中醫灸（棒灸）灸治位於太陽穴的「太陽」與位於下肢外側的「光明」，眼前的曚曨模糊即可消除。採用棒灸可免除灸的痕跡。

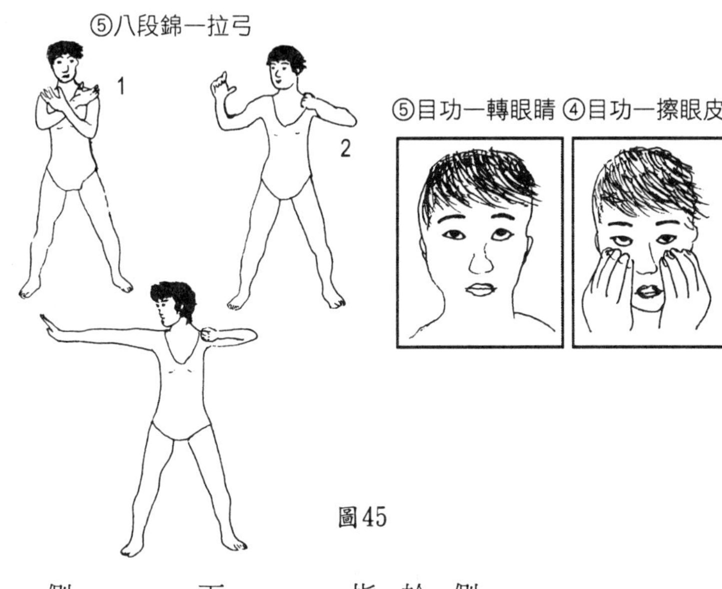

圖45

中式體育療法

先做①立禪②甩手（參照二一一頁）。

③目功—按穴

分別指壓眼下的「承泣」、位於眼睛內側的「睛明」、位於眼角的「瞳子髎」、位於眉毛尾端的「絲竹空」等經穴。一處分別指壓五秒，各做三次（參照圖44）。

④目功—擦眼皮

以拇指除外的四指摩擦眼窩上緣及眼窩下緣。做三十六次。

⑤目功—轉眼睛

頭不動而眼睛向上看天花板，快速望向側面，左右各一次，然後眼睛旋轉一圈。

最後則雙掌互搓，暖和之後覆蓋眼睛，

連續眨眼睛（八次）。以上為一回，做十二次。

⑥八段錦—拉弓

1.雙腳張開而立，雙手在胸前交叉。

2.然後，雙手如同拉弓一般如圖45所示緩緩拉動。做六次即可。

中式食物自療法

●紅蘿蔔汁

紅蘿蔔一條磨碎、過濾，盛於杯中，加檸檬、橘子、蘋果等水果，再加少量的大蒜汁，即可飲用。紅蘿蔔整腸健胃、調整安定五臟、增強體力。現代醫學也認為紅蘿蔔富含維持眼睛正常的營養素維他命A，認為是對維護眼睛最為恰當的食品。再者，水果類恢復五臟的機能。

自古相傳常食大蒜可治好老花眼與白內障，消除眼睛的疲勞，這是由於大蒜的強壯作用及於眼睛。

●柿葉茶

先將柿葉陰乾，等完全乾燥之後，切細，一次十公克即可煎服。以柿葉茶洗臉亦有養顏美容效果。

中國的古傳藥一六八種之中，山果共有三十四種，柿子是其中之一。柿葉茶具有促進身體新陳代謝的作用，據說能使身體細胞復甦，在佛教醫學尤其受到重視。

●芝麻

一日量五～十公克，煎服，有提高視力的效果。

古時候的僧侶雖然長年素食，但長壽者或眼睛好的人相當多，乃是由於齋食當中常用芝麻的緣故。芝麻有滋補五臟，維持眼睛正常的作用。

中式漢方療法

㈠下腹無力，夜晚時常起床排尿——八味地黃丸

自古即為著名的強精劑，適用於下腹部比上腹部沒有腹力、虛證型的人。症狀是容易疲倦，夜晚時常起來排尿，腰酸背痛、眼睛疲勞等。

簡言之，這是一帖預防老化的處方，服用之後，假性近視、老花眼、白內障均會逐漸好轉。但服用八味地黃丸有時會有胃脹的情形，不妨試一試以下介紹的人參湯。

㈡虛證、胃弱、口水多——人參湯

本來是治療胃腸機能衰弱的藥，用於虛證型、胃弱、臉色蒼白、水分停滯、手腳冰冷、口水多的人。但服用此藥，新陳代謝旺盛，胃腸轉好之後，眼睛疲勞或白內障自可痊癒。這主要是由於人參有恢復體力、增血、強壯作用。

當然不僅人參，其他的甘草、白朮、乾薑等藥效帶來相乘作用，使症狀好轉。倘若再併用大青龍湯，效果更好。

㈢心身極度疲勞，視力急速減退——滋腎明目湯

對於因心身極度疲勞、氣力衰退、貧血，而視力急速減退，或眼睛極端容易疲倦有效。不僅用於老人性白內障，也可用於糖尿病的白內障。

此一處方記載於明代名醫龔廷賢著的『萬病回春』。

平常自療法

●眺望遠方

眺望遠處的樹木或電線桿，早晚二次，每次大約三分鐘。當我們用心望著遙遠的一個點時，眼睛的水晶體即變薄，而調節水晶體厚度的睫狀體的異常緊張便獲得紓解。

●旋轉眼球的訓練

正視遠方的二個點，像鐘擺一般左↓右、左↓右往返於二點之間，然後旋轉眼球。一天二次，每次各十分鐘（請參考體育療法）。

●隨時保持姿勢端正

經常抬頭挺胸，微收下顎，保持端正直立的姿勢。

●不要躺著看書

躺著看書，印刷不清楚的字、過小的字或在搖盪車內看書均容易使眼睛疲勞，有礙眼睛健康。

耳鳴、重聽

推拿療法（中式指壓）

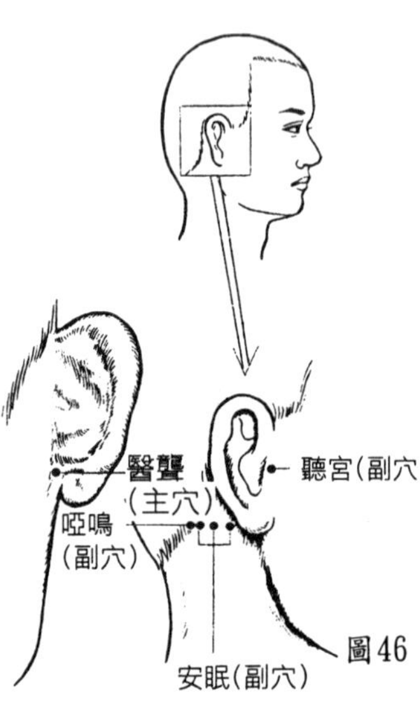

圖46

【主穴】如圖46位於耳穴與耳朵交界的「醫聾」是重要經穴。此經穴治癒內耳、中耳的炎症，消除耳鳴、重聽。

【副穴】「安眠」，消除因精神不安引起的頭暈、心悸，消除耳鳴，帶來快眠；「啞鳴」，減輕耳鳴；「聽宮」，司掌聽覺，減輕頭重。

臨時急救法

●反覆打哈欠

兒童有時會突然耳朵聽不見聲音，此時不妨試一試打哈欠。

●指甲指壓

一再對主穴、副穴做指甲指壓。

●對著耳穴大嚷

將嘴巴湊近耳穴，用力大嚷。

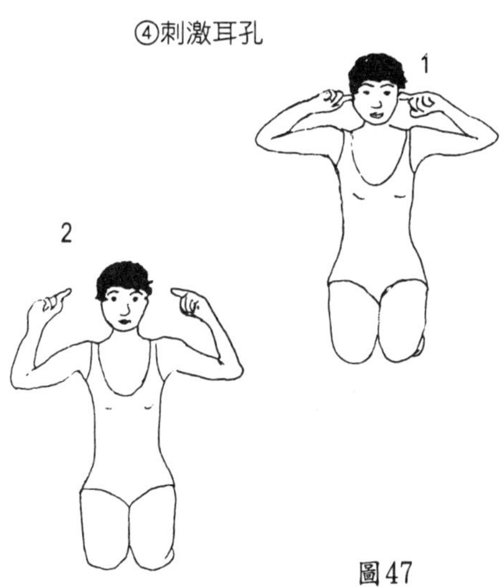

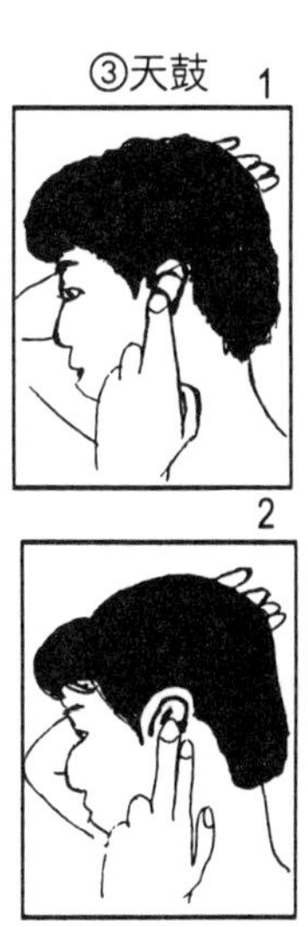

圖47

●聽音樂入睡

躺在床上，聆聽柔美的古典音樂，如此絕對不會因耳鳴而失眠。

中式體育療法

先做①立禪②甩手（參照二一一頁）。

③天鼓

1.中指按於耳後下端，將食指置於中指之上，如圖47所示。

2.食指滑經中指，敲擊耳後骨（耳後隆起的骨）。左右各做二十四次。

天鼓不僅治療耳朵的疾患，也能大幅提高聽力。

④刺激耳孔

1.自己將食指旋轉式地徐徐插入耳孔（

耳穴）。

2.迅速將插入的食指拔出。做十二次。

插入時要慢而且深入，拔出時要快。反覆做此刺激，重聽便可逐漸改善。

中式食物自療法

●十藥與蟬蛻的煎湯

曬乾的十藥二公克與蟬蛻（蟬殼）三公克煎服之。此藥除非耐心長期服用，否則沒有效果。十藥有所謂「一草降百毒」之稱，從先天性的毒到後天傳染的毒或食物中毒，對於將一切的毒排出體外，功效卓著。

蟬殼漢方稱為「蟬蛻」，使用於耳目的疾病、皮膚病、發熱。

●山茱萸的煎湯

山茱萸的果實去掉種子，十公克煎服之。

山茱萸有滋養、強壯作用，被用在八味地黃丸等藥物。

●烏豆

每天食用烏豆，加蜂蜜或黑砂糖亦可。

烏豆又稱「黑大豆」，有活血、利水、解毒作用，調整脾腎的功能。蜂蜜或黑砂糖促進胃腸的機能。

中式漢方療法

㈠胃內水分聚集，有頭暈目眩與耳鳴——苓桂朮甘湯

用於體力中等或中下、胃腸弱、胃內水分聚集、敲一敲腹部發出水聲的人。這種症狀是由於水毒，也就是體內水分分配異常或偏頗而發生耳鳴的（另外也有頭暈目眩、頭痛、腳冷）。

苓桂朮甘湯是去除水毒的藥，顧名思義由茯苓、桂枝、白朮、甘草四種生藥組成；尤其茯苓做為利尿藥，是治療胃內停水不可缺少的生藥。

㈡頭痛、頭重、肩膀痠痛、頭暈目眩、高血壓——釣藤散

釣藤散用於高血壓，症狀有頭痛、頭重、肩膀痠痛、頭暈目眩等，另外，如暴躁易怒、臉部發熱、心窩堵塞等均為使用此散的對象。但一般用於比較沒有體力的人，亦即

漢方所謂的虛實中間（體力普通）至虛證的人。

主藥為鈎藤，所含的成分有降低血壓的作用。

㈢四肢無力、容易疲倦等老化現象——八味地黃丸

過了中年，最好常服八味地黃丸，因其具有防止老化的作用。所謂老化是身體的慢性虛弱化，老年人的耳鳴、重聽也是老化現象之一。

適合服用八味地黃丸的人是體力中等或中下，下腹部缺乏腹力，四肢無力，容易疲倦的人。

平常自療法

●灸治

針灸非常有效，在家不妨採用中醫灸（棒灸），早晚各以十分鐘的時間對主穴、副穴施以灸治。

●將電視的音量調小

灸治之後，將電視或收音機的音量調小，練習聽力。

●減少水分

中醫學認為「腎司耳」，因此，平常避免飲下大量的水，以減輕腎的負擔。

●避免過胖

據說太胖的話，多餘的卡路里會堵塞耳朵。

●多運動

多做運動，多流汗，多曬太陽，可減少水分，耳鳴重聽也會逐漸改善。

打噴嚏、鼻塞

推拿療法（中式指壓）

【主穴】位於鼻梁兩側的「鼻通」是消除鼻塞，改善鼻通風性的特效穴。

【副穴】位於鼻孔兩側八字皺紋的「散笑」，抑制打噴嚏、流鼻水；「印堂」，促進鼻通；「額中」，調節鼻子的特異體質。

臨時急救法

●指壓

以食指用力壓迫主穴「鼻通」。

●清潔鼻腔

將浸過冷水的紗布捲於筷子等，清潔鼻腔。

●蘿蔔汁

將蘿蔔磨碎，以脫脂綿吸取，塞於鼻腔。

●飲用葱湯

將葱的白根切細，大約一湯匙，放進杯中，再加若干薑汁、味噌、白糖，注入熱開水，攪拌均勻，全部服用。葱有暖和身體的作用，對於鼻塞、鼻炎有效。

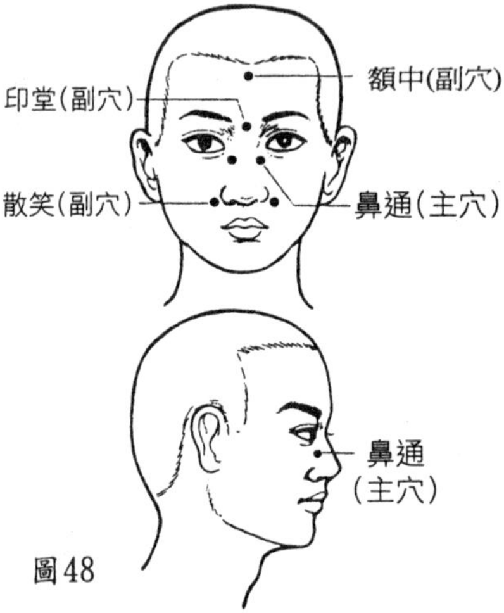

圖48

中式體育療法

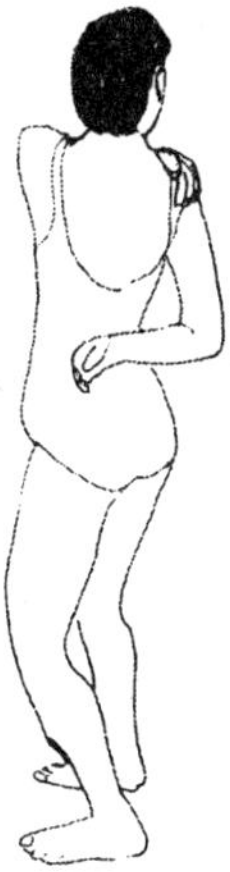

⑤雙手後擺

③擦面

1　2　3

圖49

先做①立禪②甩手（參照二一頁）。

③擦面

1.從額頭髮際至鼻子兩側，雙手手掌由上往下摩擦。做二十四次。

2.以食指摩擦鼻子兩側，其次摩擦鼻下。左右分別各做十二次。

3.以手指摩擦鼻子與嘴唇之間。做二十四次。

④擺頭敲頭

1.頭左右擺動十二次。

2.握拳輕敲額頭。左手六次，右手六次，共做十二次。

⑤雙手後擺

1.雙手後擺。

2.此時一手敲後肩，另一手敲腰部。左右各做十二次。

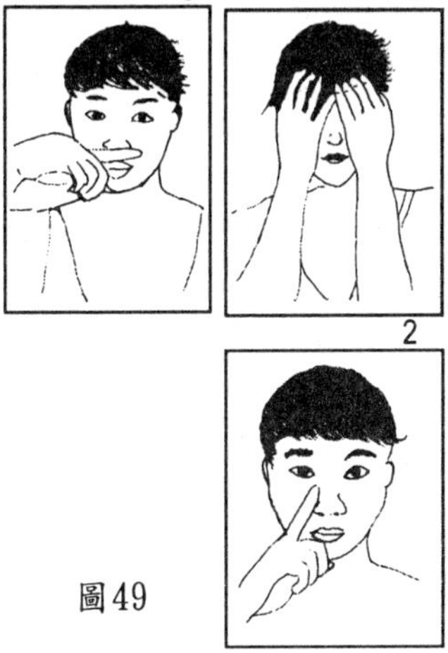

●蕺菜（魚腥草）的煎湯

曬乾的蕺菜十五公克煎煮，當做茶水飲用。另外，將蕺菜的生葉搓鹽，塞入鼻腔，會流出膿液般的鼻水。蕺菜有「一草降百毒」之稱，自古即為代表性的秘方之一。具有吸膿的功效、消炎、解毒、利尿作用，功效卓著，位居秘方之首。

●車前草的煎湯

將車前草曬乾，一天二公克煎煮，當做茶水飲用。

車前草是生命力旺盛的藥草，不怕踐踏，葉寬大，種子叫「車前子」。除了止咳、通鼻之外，也被用於消腫、膀胱炎、眼疾、牙痛等。

●辛夷的煎湯

採取辛夷的花蕾，陰乾，一日量二～五公克，煎服。辛夷做為慢性鼻炎與蓄膿症的藥非常著名，被用於治療頭痛或頭暈目眩等。也有消炎與提神等作用。

中式漢方療法

㈠體力中上，急性的情形沒有自然出汗——葛根湯此藥早在後漢完成的漢方醫學的經典『傷寒論』即已收錄，但以乎被認為是傷風感冒的特效藥，但只要對症，所有疾病均奏效。

鼻子的疾患，最常用於急性鼻炎、慢性鼻炎、蓄膿症等所造成的鼻塞；但除非體力在中等以上，否則沒有效果。而且如果是急性，必須是沒有自然出汗。如果是慢性，必須有脖子或肩膀痠痛、脈搏充實等條件。

㈡體力中等，但胃腸並非很健康——小青龍湯

此藥是過敏性鼻炎最代表性的名藥。中醫學認為過敏性鼻炎大多是體質上的問題，由於水分的代謝異常（水毒）所引起的。

過敏性鼻炎的主症狀是流出大量的鼻水，這正是水毒的症狀。

此類型的人體力上雖屬中等，但胃腸卻不見得很健康，用手輕敲胃部，發出水聲。因此，配合的生藥以除去水毒、健胃為主。

㈢稍有便秘的傾向，任何處方均無效——辛夷清肺湯

用於有熱毒（熱病後，留在體內的毒素）伴隨疼痛的肥厚性鼻炎、鼻閉塞等。使用

於有便秘傾向的人，與體力強弱無關。

此一處方共由九種生藥配合而成，主藥辛夷有散熱消炎與解毒作用。

平常自療法

●乾布摩擦

中國的古醫書上寫「鼻由肺指導，肺與鼻通氣」，認為鼻塞嚴重時也是肺部梗塞嚴重。因此，清晨打赤膊，用乾布摩擦胸部與背部，鍛鍊皮膚，加強肺的功能。

●急促呼吸

為了強化肺部，每天數次運用腹肌做急促的呼吸。另外，跑步登樓梯或跳繩也能強化肺部。

●遠離小動物

患有過敏性鼻炎的人，應該遠離小動物；花粉當然亦要避之。這些小動物細微的飛毛往往形成發病的原因。

第三章　胃腸的疾病

胃痛、腹痛

推拿療法（中式指壓）

【主穴】肋骨先端有一處經穴名為「胃樂」，顧名思義，它是治療胃痛、腹痛的特效穴，能治胃的百病，消除食慾不振。

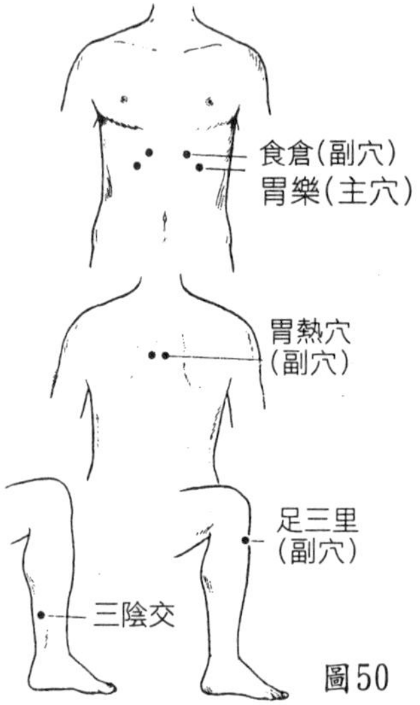

圖50

【副穴】「胃熱穴」，治療胃酸過多引起的炎症，治嘔吐；「食倉」，治胃痛、胃潰瘍、胃下垂等脾胃的疾病。

臨時急救法

●指甲指壓背部

首先彎腰，用力以指甲指壓背部（胃的表側）。

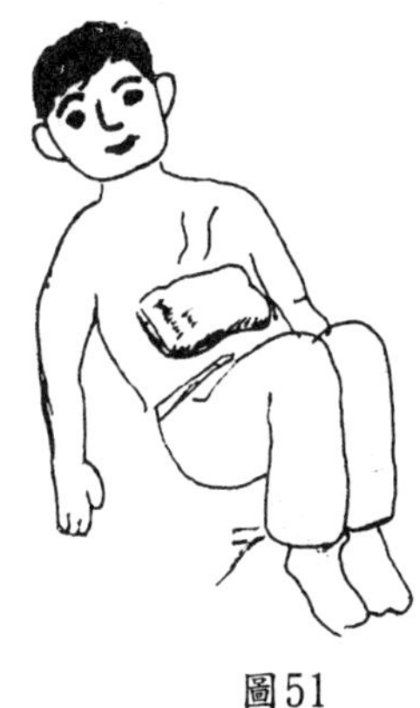

圖51

③叩齒

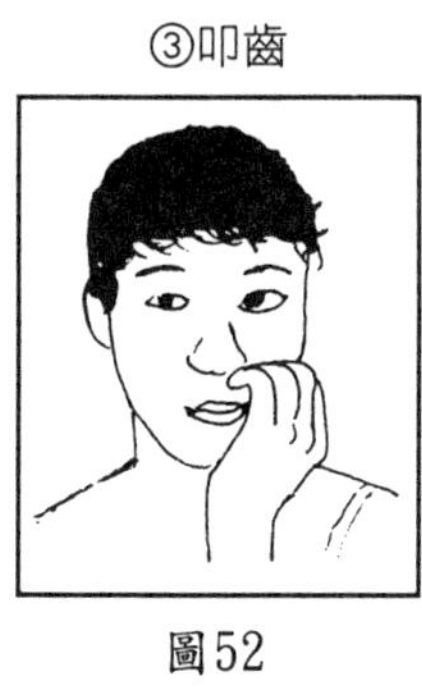

圖52

●先做深呼吸，然後灸治

仰臥，將熱毛巾（或熱水袋）擺在腹部（圖51），等疼痛逐漸緩和便立起膝蓋，做深呼吸，然後以相當熱的灸治療足部的經穴（「足三里」、「三陰交」——參照圖50）直到疼痛消失。

中式體育療法

先做①立禪與②甩手（參照二一頁）。

③叩齒

1. 嘴巴閉攏，以拇指除外的四根手指敲擊上下牙床。做二十四次。
2. 上下兩排牙齒互嚼三十六次。
3. 充分咀嚼湧出來的唾液，分三次嚥下。

④揉腹

以肚臍為中心，順時針方向摩擦腹部十二圈。

⑤前屈運動

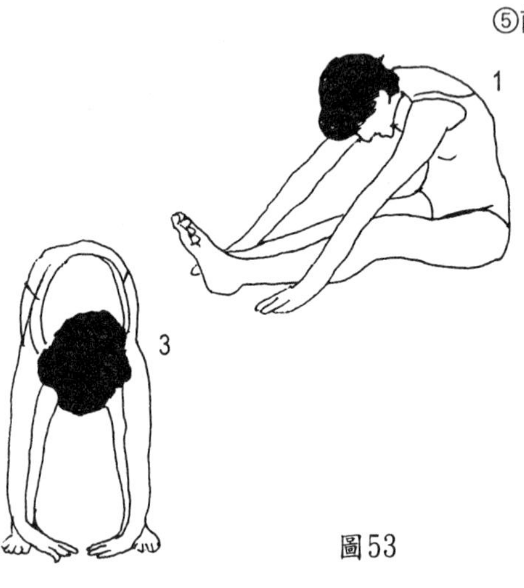

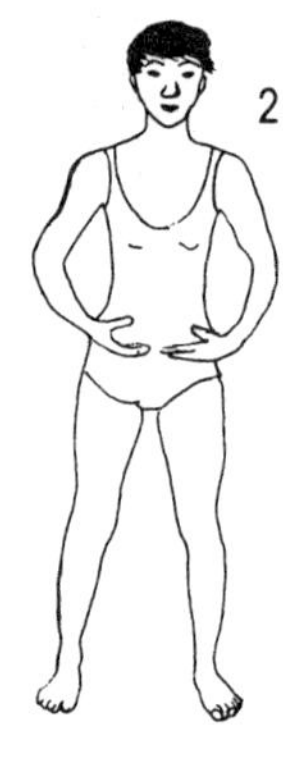

圖53

此法可以提高胃的消化機能，只要持之以恆，幾乎任何胃疾均可治好。

⑤前屈運動

1.伸腿而坐，上半身前屈，但膝蓋不要彎曲。做六次。

2.其次站立，雙腿張開大約與肩同寬，雙手手掌朝上，擺在腹部一帶，用力吸氣。做六次。

3.雙掌翻轉朝下，徐徐吐氣，上半身隨即前屈，但膝蓋不要彎曲。

中式食物自療法

●繁縷汁

服用二百公克的繁縷生汁，或將曬乾的繁縷十五公克加水三六〇cc，煎至半量，分二次服用。

早春季節，將繁縷的花蕾摘下，輕炒即可食用，另外如加白芝麻調味則味美可口。繁縷有鎮痛作用。

●神輿草的煎湯

神輿草二公克加水六百cc，煎至半量服用。神輿草具有消炎作用，故對胃炎、胃潰瘍非常有效。

神輿草也能止渴，治習慣性便秘，是一種很難得的藥草。

●當藥茶

將當藥曬乾，一次二～三株，浸熱水（裝於布袋，浸出成分）即可飲用。

當藥有健胃作用，對一切胃病均有效。

●荔枝湯

腹痛如絞時，吃五～六顆荔枝乾，即可止痛。荔枝有暖和身體，增加精氣的功效。

疼痛激烈時，略加生薑與糖，文火慢煮，湯即可食用。

中式漢方療法

㈠急激的腹痛——甘草湯

用於急激的腹痛時。由於疼痛激烈，痛苦不堪，服用之下，頓時解痛，所以，日本江戶末期的名醫原南陽稱之為「忘憂湯」。

甘草湯只有甘草一味，甘草的藥性在於「治急迫」。激烈的腹痛是急迫症狀之一。另外，如咳嗽激烈、下痢激烈等也是急迫症狀。總之，甘草的特徵在於化解這些急迫症狀，此時所用的處方必定配有甘草。

㈡發生於心窩至肚臍的腹痛——黃連湯

用於體力中等的人，症狀是心窩堵塞，腹痛在心窩以下肚臍以上；至於病名有急慢性胃炎、十二指腸潰瘍等。病狀相同，但肚子卻有咕嚕咕嚕作響的症狀時，則用半夏瀉心湯。

㈢患有慢性胃炎或胃潰瘍——安中散

此一處方使用於患有慢性胃炎或胃潰瘍，及長期苦於胃痛的人。整體上而言，體質稍虛弱，皮下組織與肌肉弛緩、貧血、手腳冰冷，有胃內停水者服用，非常有效。

古書記載「此一處方本來用於反胃（慢性嘔吐）、對於因澼囊（慢性水毒、胃下垂等）的疾病吐出食物、喜歡甜食的人非常有效」。

構成安中散的生藥，大部分是芳香性的健胃藥、鎮痛藥，味辛辣，屬於溫熱藥。因此，比較適合慢性的胃腸疾病，而不適合新的潰瘍或炎症性疾病。安中散本來是散劑，可配酒服用。

平常自療法

●黃柏的煎湯

黃柏一日量五公克煎服。黃柏有健胃作用。

●做腹肌運動

鍛鍊腹直肌，促進胃腸的健康。

●切勿暴飲暴食

這一點看似簡單，但卻很難徹底實行。胃與腹不同於人的臉孔，感覺不舒服立刻表現出來。也就是說飲食生活失去節制，很容易引起胃痛、腹痛。

胃下垂、食慾不振

推拿療法（中式指壓）

【主穴】「臍四邊」發揮無比的威力，如圖54分佈於肚臍的上下左右四處地方，其位置正好跟患有食慾不振、胃下垂的人，也就是患者本身的嘴巴一般大小。「臍四邊」不僅調整消化系統的機能，在精神方面也具有使人心平氣和的功效。

心窩與肚臍正中間有一處經穴名為「中脘」，推拿此處，效果更為提高。中脘位於胃的中心，關於胃疾有卓效。

【副穴】「龍頷」，強化胃腸、增進食慾。

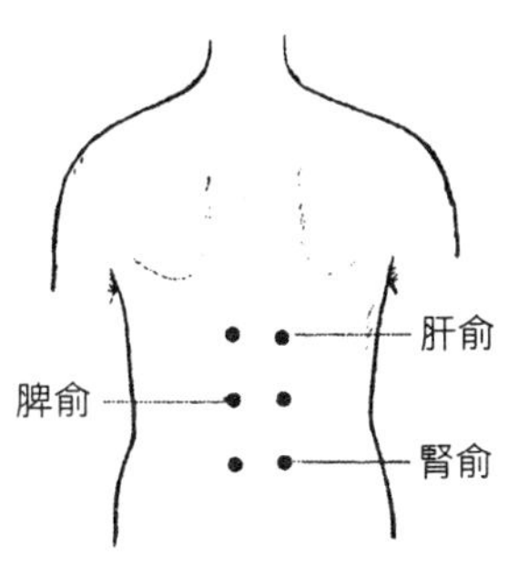

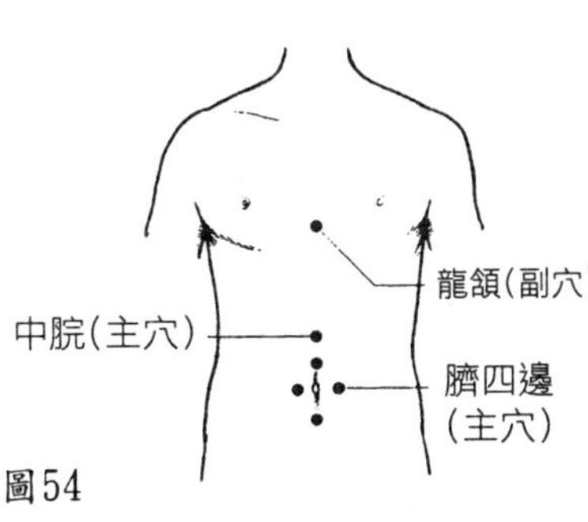

圖54

臨時急救法

●食梅乾

梅乾二粒，放進茶壺，加熱開水，等散開飲用。梅乾含有恢復疲勞增進食慾的檸檬酸。

●生薑灸

生薑切成厚約五公分的薄片，穿五個孔，將大小相同的灸幹擺在上面，用來灸治。

灸治的經穴以「臍四邊」及「中脘」為中心，另外，以手指壓一壓凡有壓痛、不舒服的地方即行灸治。

●指壓骨與腰的經穴

以拇指壓背與腰，凡是壓起來舒服的地方，便充分加以指壓。

尤其「肝俞」「脾俞」「腎俞」等經穴是治療食慾不振與胃下垂的關鍵（參照圖54）。請家人代為指壓亦可。

④前屈、後屈、側彎、扭轉、指壓

③按腹

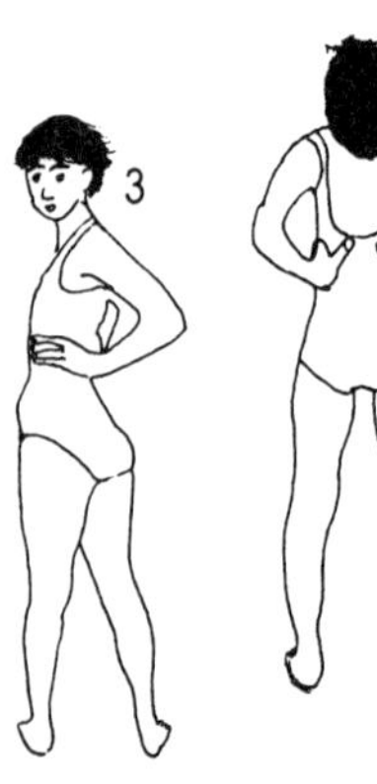

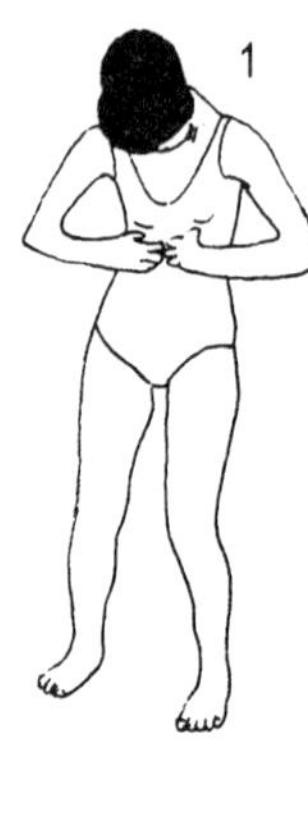

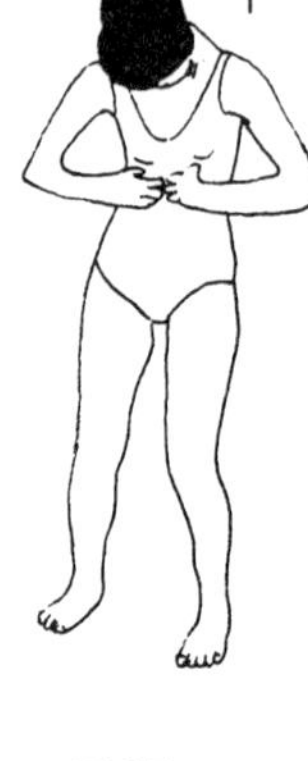

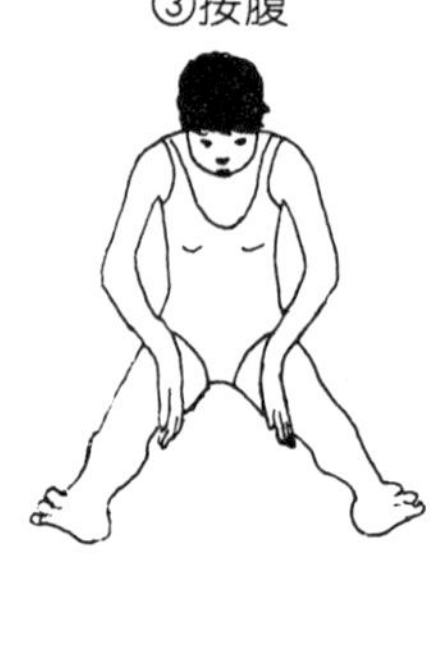

圖55

中式體育療法

先做①立禪與②甩手（參照二一一頁）。

③按腹

1.坐下，雙腿伸直張開。

2.從小腹內側，經大腿內側至腹部，仔細按摩。大約二分鐘。

④前屈、後屈、側彎、扭轉、指壓

1.站立，雙腳張開大約與肩同寬，雙手中指重疊於「中脘」（心窩與肚臍正中間），上半身前屈，邊吐氣，數一、二、三、四加以指壓。大約五秒鐘。

2.雙手拇指抵住左右「胃俞」(中脘的裏側，第十二胸椎旁邊大約三公分），邊吸氣，數五、六、七、八上半身後仰，指壓。大約五秒鐘。

「中脘」與「胃俞」是調整胃腸功能的重要經穴。

3.仍然採取雙手拇指抵住「胃俞」的姿勢，數一、二、三、四身體右彎，指壓右邊的胃俞。其次，五、六、七、八上半身恢復原位，此時吐氣。以同樣的要領，上半身左彎，指壓左邊的胃俞。

4.最後再以同樣的要領，上半身扭向左右後方。

以上分別各做二次。

中式食物自療法

●半夏與生薑的煎湯

半夏十公克與生薑的薄片五片，加水三六〇cc，煮至一半，等冷卻至體溫以下，每隔一小時服用一湯匙。

半夏是重要的生藥，甚至是漢方治療食慾不振的處方「半夏瀉心湯」的主藥，有平息嘔吐的作用，除去胃中水毒的功能。生薑有增進食慾、健胃作用。

●山藥粥

食用加有山藥薄片的稀飯。著名的本草書『神農本草經』記載山藥「補虛弱體質，不虞夭壽，促進胃腸，耐寒暑，耳目聰健，能保長壽。」

●蘆薈

將蘆薈的葉子切細，剝下外皮，用糯米紙包起來生吃。

蘆薈有「萬能藥」之稱，自古即為人們所愛用。古書記載「以興起大腸之運動，用多為下劑，用少為健胃劑」。

中式漢方療法

㈠心窩堵塞、肚子咕嚕咕嚕作響——半夏瀉心湯

用於體力中等以上的人，症狀有心窩堵塞、胃下垂、沒有食慾、有輕度的胃痛或噁心。而最重要的症狀是所謂「腹中雷鳴」，也就是肚子裏咕嚕咕嚕作響。

取名「瀉心湯」的處方，另外有「生薑瀉心湯」、「甘草瀉心湯」、「三黃瀉心湯」，必定加有黃連及黃芩或大黃，均具有消除心窩堵塞與胃脹的功能。

㈡胃腸弱、敲敲心窩發出水聲——茯苓散

用於胃腸虛弱、體質虛弱無力的人。症狀是心窩總有停滯感、膨脹感，沒有食慾，敲一敲心窩發出水聲，腹部有動悸、腳冷。

因此，此一處方有排除胃內停水，消除胃內脹氣的作用。尤其構成此一處方的茯苓與白朮對於排除胃內停水的功能甚強，人參則有提高胃腸機能的作用。

另外，在橘皮、枳實、生薑等藥效下，可消除胃脹與食慾不振。

㈢胃腸虛弱，飯後昏昏欲睡——六君子湯

用於胃腸虛弱、臉色蒼白、削瘦型的人。症狀則有心窩堵塞、胃部時有潑水聲，沒有食慾，全身倦怠，四肢無力。另外，也有飯後想睡，心情不好等症狀。

因此，六君子湯所配合的生藥有增加體力，促進水分新陳代謝的作用。

平常自療法

●強化腹肌

仰臥，請人幫忙壓住腳掌，練習仰臥起坐。膝蓋一定要彎曲。習慣之後便不須別人幫忙了。

●飲用大棗的煎湯

大棗一日量三～七公克，煎湯飲用。大棗有中和百藥之毒的功能與滋養強壯作用。

●食用辛辣的食品

如果胃腸相當好轉之後，不妨常常食用生薑、辣椒等辛辣的食品，有健胃作用與增進食慾作用。

打嗝、反胃

推拿療法(中式指壓)

【主穴】位於肋骨先端略微內側的「胃上」是消除打嗝、反胃的重要經穴。

另外，位於肚臍略微上方的「水上」是消除因腹部脹滿、胃酸過多引起的打嗝、反胃，止瀉的名穴。

【副穴】「闌兔」，治胃痛、腸炎等消化系統的疾病。另外，對於股關節疼痛也很有效。

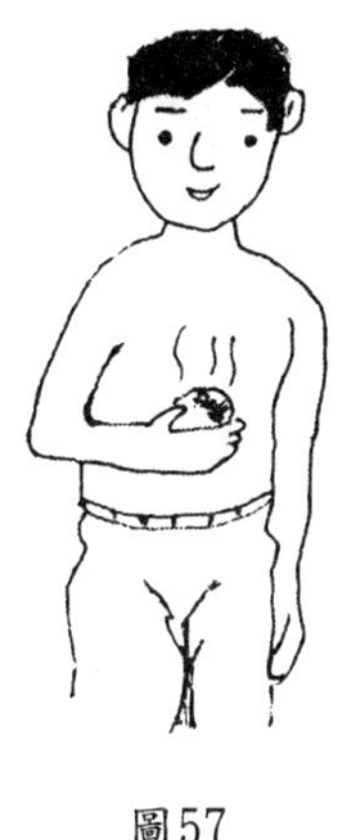
圖57

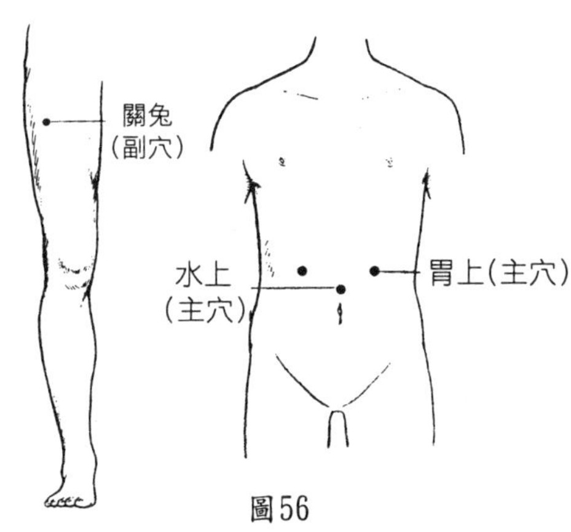

圖56

臨時急救法

●指甲指壓

除了主穴、副穴，另外也對胸口、肚臍上下左右施以指甲指壓。

●食海帶餬

胃酸過多時，含一口海帶餬，飲溫開水嚥下，反胃打嗝便很不可思議的停止。

●食當藥

將當藥含在口中，充分咀嚼，直到滿口苦汁，然後嚥下，對於胃酸過多或胃酸過少均有卓效。

●以懷爐加溫

除了加溫兩邊的下腋，另外也不妨置於心窩，使心窩暖和。（圖57）

③扭脖子指壓人迎

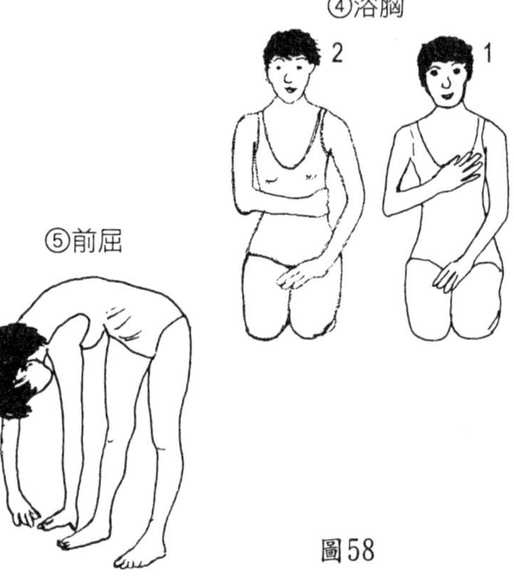

1
2

圖58

中式體育療法

先做①立禪與②甩手（參照二一頁）。

③扭脖子指壓「人迎」

1.右手拇指抵住左邊的「人迎」（位於喉結外側大約五公分），剩餘四指則捏住胸鎖乳突肌（所謂脖子的肌肉）。

2.如此壓經穴，擰住脖子，然後脖子右彎，吸氣，臉向右轉。

3.邊吸氣，恢復原狀。其次左手指壓右邊的「人迎」，重複相同的動作。左右各做四次。

「人迎」對於消除反胃有效。

④浴胸

1.手掌從肩膀斜向摩擦至下腹。左右做

十二次。

2.以手掌從心窩摩擦至側腹。左右做十二次。

提高胃的功能，消除反胃。

⑤前屈

1.站立，雙腳張開大約與肩同寬。邊吐氣，緩緩前屈。

2.暫時維持此一狀態，然後邊吸氣，緩緩挺直起上半身。做十二次。

中式食物自療法

●當藥粉末

當藥粉末與大約十倍的蘇打粉混合，一次服用〇・五～一公克。

關於當藥的效用，在「臨時急救法」約略談過了，由於促進胃的功能，解除消化不良，服下之後，打嗝、反胃便停止。日本藥局方收錄此藥做為重要的苦味健胃藥。因其藥效彰顯，在中國當藥是很常用的漢方藥。

●蘿蔔汁與白魚乾

將蘿蔔磨碎，加白魚乾拌和，再加醋調味，一天吃二次。

在中醫學的文獻，蘿蔔有以下的藥效：「潤肺，除痰，去風邪，降熱，治咳，通大小便，開脾胃消化食物。」總之，蘿蔔富含澱粉酶的酵素，助消化的效果很大。因此，食用蘿蔔汁便沒有反胃之虞。

白魚乾含有維特生命不可缺乏的氨基酸，有幫助身體機能維持正常的作用。

●牡蠣殼

將牡蠣的外殼研成粉末，一次二～三公克，一天二～三次溫開水服用。牡蠣殼有收斂與鎮靜作用，對胃酸過多有效。

中式漢方療法

(一)有體力，便秘或肩膀痠痛、胸脇苦滿——大柴胡湯

肌肉結實，體格好，但卻患有便秘或肩膀痠痛、胸脇苦滿（參照二六頁），此種人使用此一處方。尤其胸脇苦滿是決定是否使用此一處方的關鍵。另外，如心窩一帶有中度以上的阻力與壓痛（心下痞硬），那麼，使用大柴胡湯的症狀便齊全了。

大柴胡湯由八種生藥組成，其作用有恢復胃的正常功能，消除胃酸的分泌障礙，故

能解除反胃、打嗝。顧名思義，柴胡是主藥，具強化肝臟的解毒作用。另外，半夏或生薑有消除胃的不快症狀的功效，芍藥或枳實有緩和胸痛或滿腹感的作用。

㈡體力稍劣於大柴胡湯適應型者——小柴胡湯

用於體力略遜於適應大柴胡湯的人，胸脇苦滿也稍輕，沒有便秘的人。

小柴胡湯是漢方藥最重要的處方之一，應用範圍非常廣。例如，傷風日久不癒，變成不易治好時，便使用小柴胡湯加桂枝、芍藥的「柴胡桂枝湯」。此藥用於所謂「少陽病期」，亦即病了一段時間，疾病已處於逐漸惡化時，功效卓著。

㈢體力普通，臉部發熱——黃連解毒丸

此處方用於體力不錯的人，自覺症狀有臉孔發熱，腦部似有積血之感，情緒不佳，睡不著，心窩堵塞等。

其中臉部發熱尤其重要，這是漢方所謂的「上衝」型，也就是氣往上衝，打嗝、反胃等便是。黃連解毒湯由黃芩、黃連、黃柏、山梔子四種生藥組成，均為寒藥（去除炎症，平息興奮的藥）、降藥（利尿、鎮靜等，作用朝下的藥）。

平常自療法

●六分飽

留意不要過食與暴飲，尤其冷飲。吃飯以六分飽為宜。

●細嚼慢嚥

與食物一起將空氣嚥下，乃是發生打嗝的最大原因之一，因此用餐切莫狼吞虎嚥。

●充分休息

打嗝、反胃大多發生於胃腸與神經疲勞的人，因此，要有充分的休息，少喝酒，少抽菸。

便秘、下痢

推拿療法（中式指壓）

【主穴】「梅花」消除胃的激痛，改善消化不良。

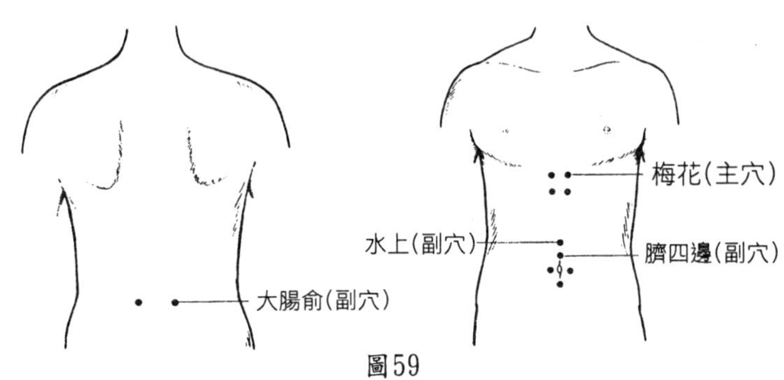

圖59

【副穴】「臍四邊」，消除腹鳴、腹水，安定與胃腸直結的神經；「水上」，治下痢、腹部脹滿、腹痛；「大腸俞」，治下腹痛、下痢、便秘。

臨時急救法

●飲當藥湯

抓一把當藥葉（約二十枚）放進茶壺，注入熱開水，即可飲用。使胃腸的新陳代謝活潑，預防消化不良，同時消除便秘與下痢。

●生吃海帶

將生的海帶含在口中，與唾液一起嚥下，下痢與胃痛立止。

●暖和全身

藉紅外線或懷爐暖和身體，尤其心窩與背部的所謂「胃裏」，也就是胃的背面。

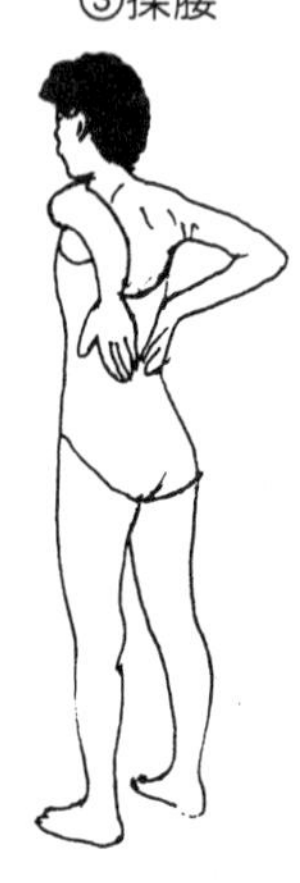

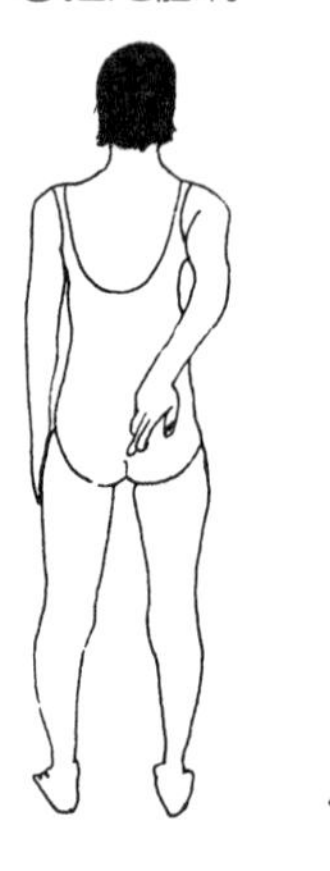

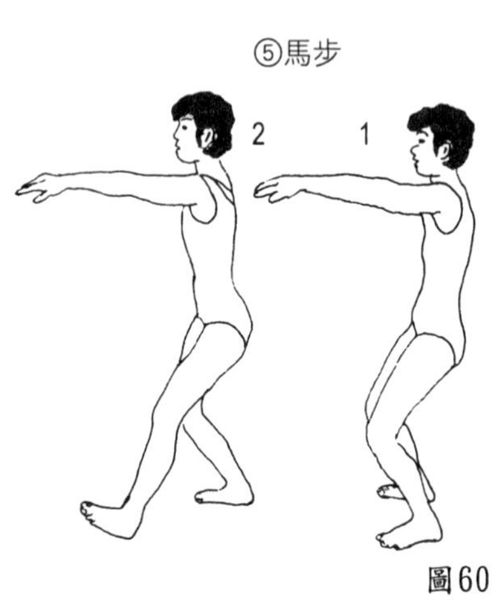

圖60

中式體育療法

先做①立禪與②甩手（參照二一一頁）。

③揉腰

雙掌仔細搓過，十分暖和之後，抵住腰部，上下摩擦腰部。做三十六次。

④搓尾骶骨

以無名指與小指摩擦尾骶骨至發熱。右手、左手各摩擦三十六次。

與③之「揉腰」合起來，從腰部摩擦至尾骶骨，對於便秘、下痢、功效卓著。

⑤馬步

1.背部挺直，雙手平伸，腰沈低，宛如跨坐於馬背上一般。

2.以如此的姿勢緩緩向前走，但身體不要前傾，腰部要沈穩。乍看似乎簡單，實際上並不容易。盡力持至無法維持相同的姿勢。連做二次。

中式食物自療法

●蜂蜜

二湯匙的蜂蜜加開水沖淡，每晚就寢前飲用。

古代中國的道家酷好蜂蜜，認為是不老食品，據說「有滋補力，消除百病」。滋潤腸管的乾燥與促進胃腸的機能，對於便秘或下痢均有效。

●香蕉

多吃香蕉。香蕉有潤腸與祛腸熱的作用，有助於化解便秘。

●黑芝麻與桃仁

將二物研碎，沖開水飲用，對便秘有效。

中國的本草書記載有志成仙的人視芝蔴為仙藥，目前中國大陸芝蔴的生產量，高居世界第一位。無論對古代或當今的中國人，芝蔴是重要的食品。

從中醫學的觀點來看，黑芝蔴有調整大腸、小腸的作用。

用。

桃仁是桃子的種子曬乾而成，是著名的生藥。滋潤腸管，有通便作用。

●葛根粉

葛根粉加水一杯煮成，加少量的糖，即可飲用。葛根粉祛除胃腸的熱，有止瀉的作用。

●茶

飲熱茶。中國自古即將茶視為止瀉藥，根據最近的研究，茶能治好細菌性的下痢。

中式漢方療法

(一)體力中上，肚子咕嚕咕嚕作響——半夏瀉心湯

用於體力中等以上的人，症狀有心窩堵塞，有輕度的阻力，沒有食慾，略有胃痛或噁心、嘔吐。合併起來，肚子咕嚕咕嚕作響，敲一敲心窩發出水聲，有下痢的傾向，如此一來，此一處方便完全對症了。

半夏瀉心湯的主藥是半夏，半夏是繁殖力旺盛的草，長在田埂很難根除。具有清除胃內停水，消除噁心的功效。

㈡臉孔發熱，脾氣暴躁、便秘——三黃瀉心湯

用於體力中等以上的人。臉孔發熱，有不安、失眠的傾向及便秘，此一處方便完全對症。

此藥有止血、安定精神的作用，所以，廣泛應用於刀傷、鼻出血、吐血等。古時候是外科的治療藥，是戰場上的萬用藥。因此，古時候的用法並非煎藥，而是浸泡的藥，亦即放入茶壺，注入熱水攪拌，以茶漉過濾，做為裹傷的急救藥。

㈢沒有體力，患有慢性下痢——真武湯

用於沒有體力的人。腹部或脈搏均無力，怕冷、慢性下痢，下痢之後疲憊不堪。

真武湯被稱為「少陰病（病期演進為慢性化）的葛根湯」，應用範圍廣泛。由五種生藥構成，其中生薑與附子是著名的溫劑（暖和身體的藥），芍藥有改善血液循環的作用。

平常自療法

●按摩腹部

在坐式廁所上大號時，仔細按摩腹部。另外，平時也要鍛鍊腹肌，排便即輕鬆。

●韮菜粥

食用加有韮菜的稀飯可治下痢。韮菜有幫助消化與吸收的功效。

●纖維食物

便秘的人多吃纖維多的食物，如芋、豆、蔬菜等。

第四章　難以啟齒的困擾

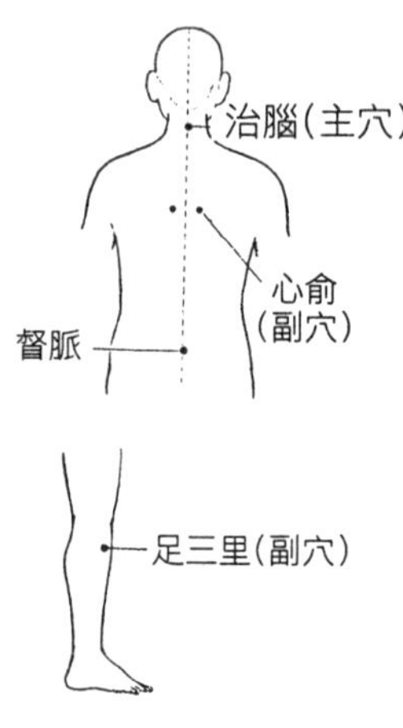

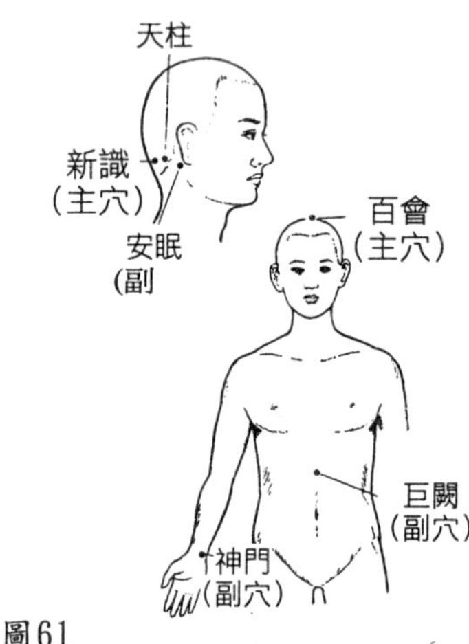

圖61

自律神經失調症

推拿療法（中式指壓）

【主穴】位於頭頂的「百會」是最重要的經穴。「百會」被視為全能的特效穴，能夠緩和各色各樣的不定愁訴。

另外，「治腦」，使頭腦清晰；「新識」，改善腦部血液循環，也必須妥善處理。

【副穴】「安眠」，治頭痛、失眠、歇斯底里、精神病；「足三里」，消除胸部梗塞；「神門」，安定神經；「心俞」「巨闕」，開心。

臨時急救法

自律神經失調的症狀嚴重時，敲一敲「百會」與「天柱」，或者用力壓一壓，揉一揉。「天柱」位於頸後髮際，被視為治療頭痛、頭重、臉孔發熱的名穴（參照圖61）。或以中醫灸（棒灸，不留痕跡）灸治太陽穴，頓覺豁然開朗，神清氣爽。另外如沿著背骨灸治「督脈」，對急激的自律神經失調症頗能奏效。「督脈」被稱為「督後」，縱貫背部正中央（沿著背骨上面），監督背後的經絡。

中式體育療法

先做①立禪與②甩手（參照二一一頁）。

③八段錦

1.直立，雙腿靠攏（腳尖也靠攏）。邊吸氣，腳踵緩緩離地，邊維持平衡，儘量翹起腳尖，靜止。

2.邊吐氣，全身放鬆，腳踵也著地，然後腰部低沈，直到蹲下。

做十二次，據說此法能治百病。

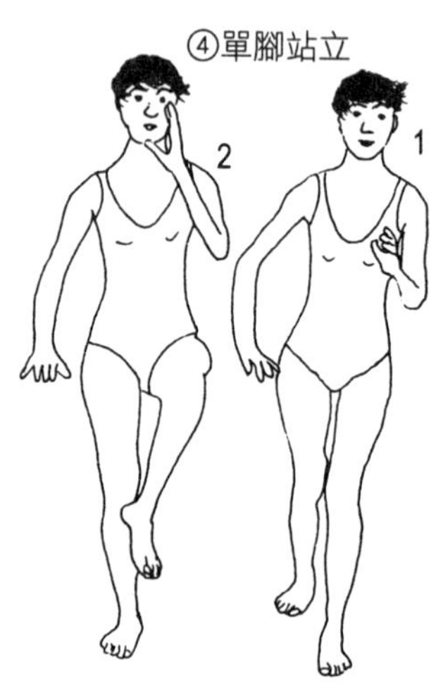

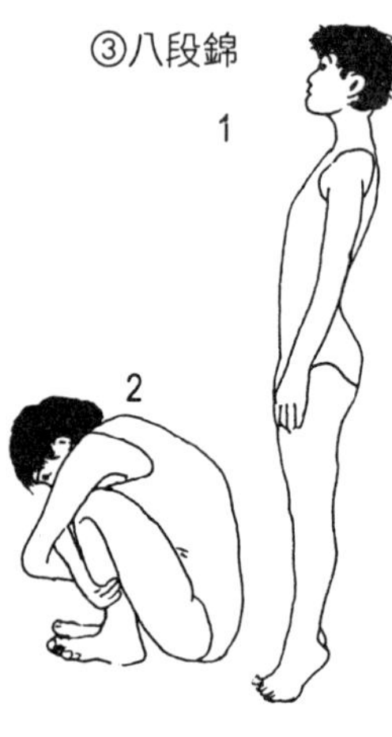

圖62

④單腳站立

1.上半身挺直，首先左手上，右手下，維持全身的平衡。

2.其次舉起單腳，手如圖62所示。左右各做二分鐘。

中式食物自療法

●石儲的煎液

採用常綠針葉樹石儲的樹皮、根皮、木部、枝葉等，而最具藥效的是樹葉。

石儲利尿通經，具有血壓調整作用、抑制心悸亢進（激烈的悸動）的作用。

石儲的嫩葉十公克，加水五四〇cc，煎至半量，一日服用三次。

●香附子的煎液

香附子的塊根二～四公克，加水五四〇cc，煎至半量，一日服用三次。香附子有健胃、淨血作用。

●艾葉的煎液

艾葉五～十公克，加水五四〇cc煎湯，當茶水飲用。艾葉是著名的止血鎮痛藥，也有神經鎮靜作用。又，艾草的葉毛可做灸幹。

●大豆、黑豆、海帶、薏仁的粉末

大豆、黑豆、海帶、薏仁分別等量炒至焦茶色，研成粉末，沖泡飲用。

大豆治脾胃的氣滯，有通便的作用。黑豆補腎，消除鬱血，促進氣的流通，消除疾病的原因水毒。

海帶消除腹部的瘀血。薏仁強脾，具有去水毒、浮腫、疼痛的功效。

中式漢方療法

㈠體力中等，臉部發熱與手腳冰冷的女性——加味逍遙散

體力中等，但水分代謝不良，有血滯或貧血，脖子肩膀痠痛、頭痛的婦女。此一處

方是婦女特有的神經失調症的特效藥，如臉部發熱、手腳冰冷、睡不著、焦慮不安等。此藥也能促進肝臟功能，使人逐漸變得精神充沛。

所謂加味是逍遙散另加牡丹皮、山梔子二味。逍遙意即優游自得，悠哉悠哉，逍遙散是治療各種各樣不著邊際、不定愁訴多的疾病。另加去瘀血有鎮靜作用的牡丹皮、山梔子，以期提高效果。

㈡沒體力，手腳冰冷、腹部有悸動——桂枝加龍骨牡蠣湯

此藥對於沒有體力，虛證型的人非常有效。這類型的人診腹之下，將會發現腹肌緊張、有悸動。此一處方以桂枝湯為主藥，另加龍骨、牡蠣。桂枝湯是身體虛弱的人的強壯劑，龍骨與牡蠣有平息悸動的作用。

又，體力比較充實的實證型的人用「柴胡加龍骨牡蠣湯」。

㈢憂鬱症，喉嚨有梗塞之感——半夏厚朴湯

用於體力中等，患有憂鬱症或喉嚨有堵塞感的人。對於更年期障礙也有奇效。

此一處方配有厚朴與紫蘇葉，兩者均有鎮靜作用。而半夏除去胃內停水，有平息嘔

吐的作用。

平常自療法

●避免造成不愉快

精神神經系統的創傷中，首先要消除構成原因的刺激。

家人是最好的醫生，開誠佈公常在一起聊天，避免造成不愉快。另外，也要培養包容別人的廣闊心胸，不要凡事自我本位，一切順應自己的要求。

●培養興趣

積極培養能夠自我陶醉的興趣，以便消除緊張。

不安、失眠

推拿療法（中式指壓）

【主穴】位於耳下的「安眠」是名符其實能夠帶來舒適睡眠的經穴。推拿此經穴，

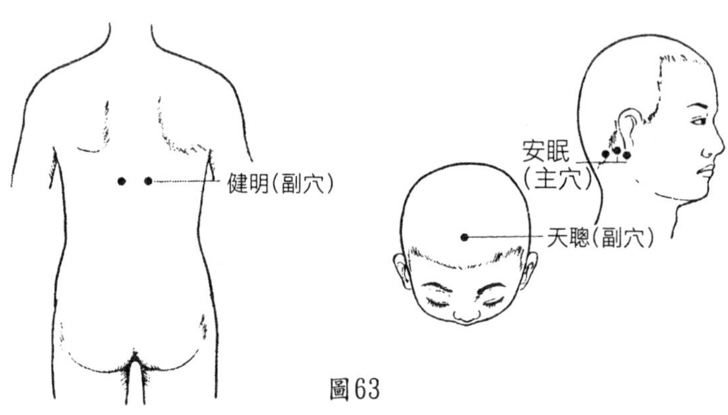

圖63

精神逐漸輕鬆，心情愉快。因此也對偏頭痛、神經症等有效。

【副穴】「健明」，恢復眼睛疲勞，消除失眠的不安；「天聰」，消除頭昏、頭痛、頭重。

臨時急救法

●用胡蘿蔔捶痠痛的地方

如果脖子、頭、背部、肩膀等處痠痛，甚至腹部也可用胡蘿蔔輕捶。如果出遠門，手邊沒有胡蘿蔔，將雜誌捲成圓筒狀代用也有效。使心情輕鬆，隨即入睡。

●枕畔擺蔥、大蒜類

將長蔥、洋蔥、大蒜、韮菜等味道較濃的蔬菜切細，擺在枕畔，做為芳香性催眠劑，效果非常好。

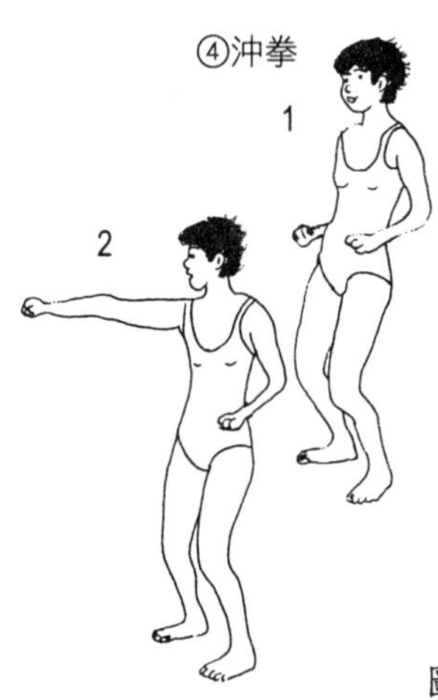

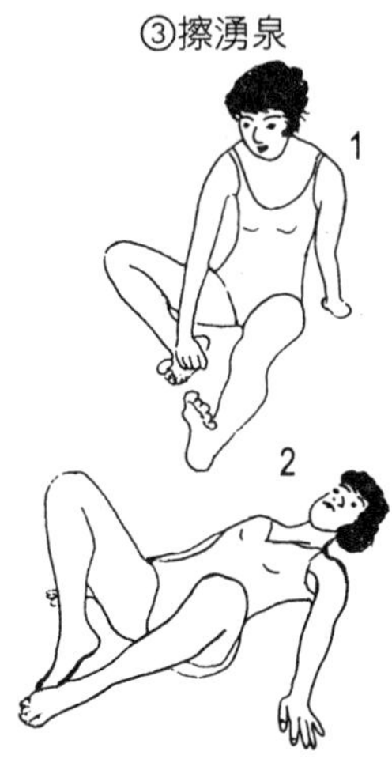

圖64

中式體育療法

先做①立禪與②甩手（參照二一一頁）。

③擦「湧泉」

1.握拳敲打腳掌心，約三十秒。然後仔細指壓腳掌心正中央的「湧泉」。各二十秒。

2.仰臥，兩邊腳掌互相摩擦。約三十秒。不僅失眠、不安，如有臉部發燒或神經衰弱等。經過摩擦刺激腳底，情緒將漸趨平靜。

④沖拳

1.雙手握拳，置於腰部稍上方。

2.打出右拳，其次邊打出左拳邊收回右拳。上半身保持挺直，身體不要跟出拳一起移動。各三十六次。使上半身氣血流通順暢。

中式食物自療法

●洋蔥的煎湯

洋蔥的薄皮一把，加水九百cc，煮至三分之二，等湯冷卻，飲後就寢。

洋蔥具有使頭腦明晰的效能，除去氣滯。另外促進胃腸的機能，通便正常。也有強壯之效，神經質的人，心身均可獲得增強。

●蛋黃與茯苓的煎湯

茯苓十公克煎成熱湯（大約半杯），加蛋黃一個，攪拌均勻，就寢前飲用。

茯苓是漢方藥重要的生藥之一，有靜氣與利尿作用。蛋黃消除情緒焦躁，能止渴，養血。

●麻仁煎湯

曬乾的麻仁一百公克，加水五五〇cc，煎至半量，於每日三餐時服用，連續服用三天（註：勿長期連續服用）。

麻仁被用為消炎、鎮痛、鎮靜藥，也有緩和下痢的作用。

●黃連

與肉類一起煮，食用。黃連對於治興奮、失眠、臉孔發熱有效。又，黃連是漢方藥常用的生藥。

中式漢方療法

㈠雖體型碩壯，卻是神經質——柴胡加龍骨牡蠣湯

體格好，看來從容不迫的樣子，實際上卻暴躁易怒，神經質的人，此一處方對此種類型的人有效。

自覺症狀有胸脇苦滿（參照二六頁），臉孔發熱、肩膀痠痛、呼吸急促、失眠、不安、便秘等。尤其對伴隨高血壓症的失眠、不安、焦慮等有效。

此藥共由十一種生藥構成，牡蠣（牡蠣殼）與龍骨（巨象或爬蟲類的化石）有安定精神的功能。不僅如此，柴胡與桂枝等其他的生藥配合下，發揮此處方獨特的效果。

㈡全身乏力、有早洩、遺精、神經質——桂枝加龍骨牡蠣湯

對於虛證、神經症的人有效。此藥專治古書上寫的「小腹弦急，陰頭寒、目眩、髮

落」，體力與脈搏均弱的人，男子為「失精家」，女子為「夢交」。下腹部的腹直肌繃緊，陰莖先端寒冷，頭暈目眩，容易掉頭髮，早洩遺精，女子則常做性交的夢。

只要完全對證，此一處方甚至比鎮靜劑有效，而且神清氣爽。

㈢罹患因更年期障礙引起的不安、失眠等神經症狀——半夏厚朴湯

此處方是消除氣滯的代表性漢方藥。對於因胃神經症、更年期障礙所引起的失眠、不安等一切神經症狀，功效卓著。

對象是體力中等或略遜的人，心窩稍有堵塞感，喉嚨似有東西梗住，感覺不舒服、聲音沙啞等。至於過敏性體質的人，配合柴胡劑，可獲得良好的效果。

平常自療法

●多做運動

失眠、不安等症狀往往是對自己太姑息而發生的，解決方法是實行某種健康法，例如晨跑、體操、爵士舞蹈、太極拳等。

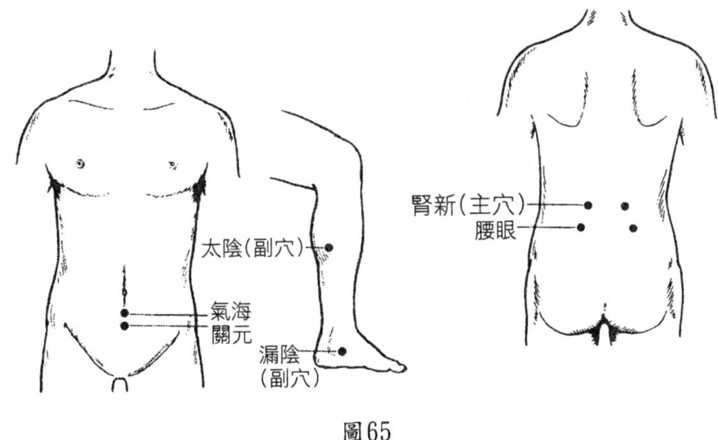

圖65

頻尿、閉尿、排尿痛

●丹田呼吸

盤腿打坐，雙手重疊於下腹部、閉目，重心擺在臍下丹田，做腹式呼吸。一分鐘呼吸五～六次，做大約十分鐘，即可消除不安。

推拿療法(中式指壓)

【主穴】位於腰部的「腎新」，是重要的經穴，此經穴的功能在於調節腎機能，使膀胱的機能正常。

【副穴】「太陰」，消除寒冷，緩和頻尿；「漏陰」，禁尿。

臨時急救法

●中醫灸

閉尿時，為了小便即刻能通，不妨按一按臍下三寸一帶（「關元」、「氣海」等經穴＝參照圖65）或以中醫灸（參照十九頁）灸治。

●生薑灸

背後腰部有兩個渦（即「腰眼」穴＝參照圖65），對腰眼穴做生薑灸。

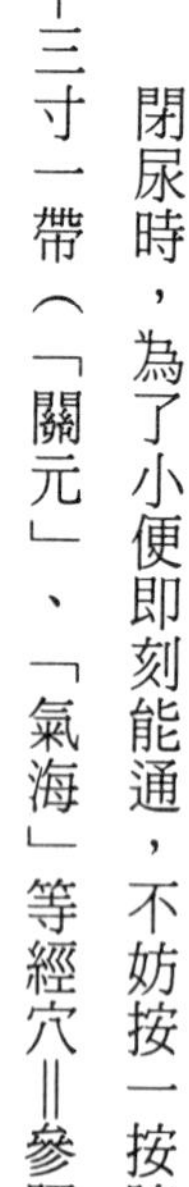

圖66

●加溫下腹與腰部

用懷爐烘暖下腹與腹部。（圖66）

中式體育療法

先做①立禪與②甩手（參照二一一頁）。

③擦「湧泉」

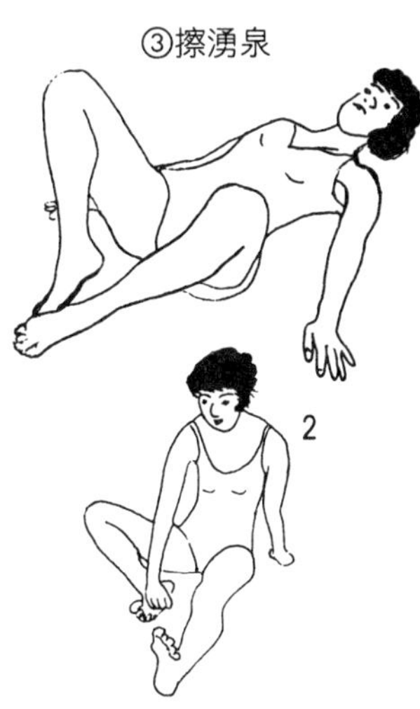

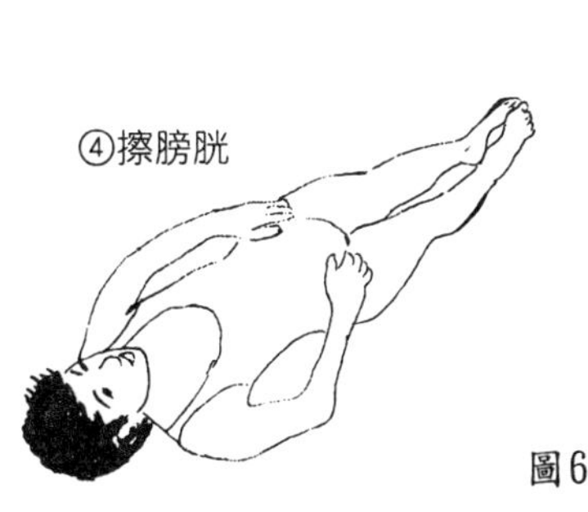

圖67

1. 兩邊的腳底重合，互相摩擦。做三十六次。
2. 握拳敲一敲腳掌心（「湧泉」穴）。敲一～二分鐘。

中國醫學注重氣血在經絡運行調順，避免滯留，「湧泉」是腎經經絡的出發點，是非常重要的經穴。

④擦膀胱

1. 仰臥，雙手互搓，直到手掌完全暖和。
2. 用暖和的手掌摩擦膀胱經。做三十六次。

此法促進下腹部的血液循環，若是頻尿可阻止尿急，若是閉尿則促進排尿。

中式食物自療法

●梓與玉米的鬚毛煎湯

梓與玉米的鬚毛各十公克，煎煮做為一天份

服用。

梓的種子富含鈣質，因而有利尿效果。

玉米的鬚毛略帶紅褐色，形成捲曲，同樣具有利尿效果。

●薏仁

薏仁二十公克做為一天量煎飲，剩餘的薏仁不要丟棄，全部食用。

薏仁在漢方做為改善體質的藥，被用在各種處方調味。有鎮痛、消炎、利尿效果。

●瞿麥煎湯

瞿麥的莖與葉合起來十公克，加水三六〇cc煎服。

『本草書』記載「瞿麥瀉尿、逐膀胱之邪」，總之瞿麥有促進排尿的作用。尤其對於排尿困難的症狀，頗具卓效。

中式漢方療法

㈠體力中等，口渴流汗——五苓散

顧名思義，此一處方共由五種生藥構成，作用是將積在體內的水毒，尤其是停滯於消化管內的過剩水分，當做小便排出體外。

適用於體力中等，口渴汗多，排尿不佳的人。而老年人咳嗽便漏尿的人，如果有口渴的傾向，有時也可採用此一處方。

五苓散所配合的生藥幾乎都具有利尿作用，而最奇妙的是，對於健康體並無利尿效果，這一點已在動物實驗獲得證明。但對於水分不平均的病態卻有調整的作用，使之趨向健全。

㈡口渴、排尿不佳、流汗少——豬苓湯

跟五苓散一樣，對象是體力中等，口渴，排尿不佳。但五苓散的適應者是多汗，豬苓湯則不流汗或流汗少。另外，也對於有血尿傾向的人，功效卓著。

配合的生藥，從五苓散當中抽出朮與桂枝，再加入滑石與阿膠。滑石有利尿作用，阿膠有止血作用與消炎作用，主藥豬苓則除去停滯於身體表面的水毒。

㈢體力略遜，初期的前列腺肥大症——八味地黃丸

排尿異常最常用的處方，尤其前列腺肥大的初期症狀時服用有效，因此，做為前列

腺肥大的預防藥服用亦無妨。

一般而言，前列腺肥大是老化現象之一，此藥可讓中年人做為防止老化的藥，而做為保健藥尤為恰當，但體力較差的人更適合服用。

平常自療法

●飲茉莉茶

即使在仲夏飲用熱的茉莉茶，也可治好排尿異常。

●減少水分

留意不要喝太多酒、啤酒、果汁、清涼飲料等。

●別讓下腹部虛冷

「臨時急救法」已經談過，平常不要讓下腹部寒冷。尤其冷氣最危險。

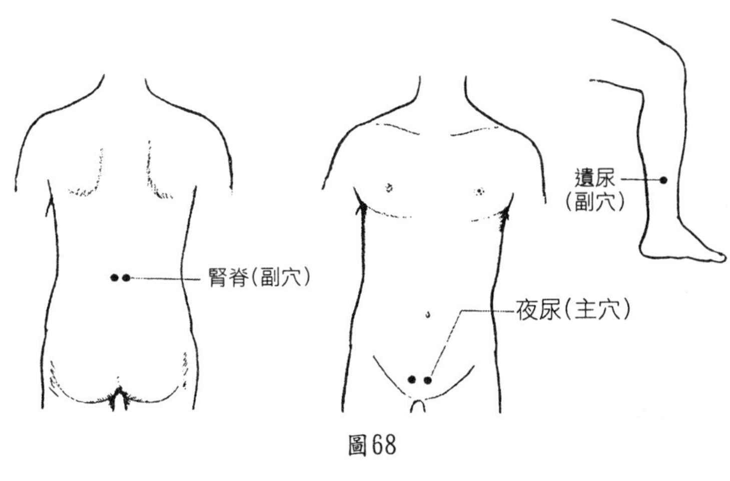

圖68

夜尿症

推拿療法（中式指壓）

【主穴】位於下腹部的「夜尿」是重要的經穴。此經穴是最近中國所發現的新穴，效果有免除夜間的尿意，也有安定精神的效果，是治好擾人夜尿症的特效穴。

【副穴】「腎脊」，促進腎的機能，調節自律神經；「遺尿」，消除殘尿感。

臨時急救法

●暖和下腹部

暖和下腹部很重要，請圍著毛線的腹卷或穿

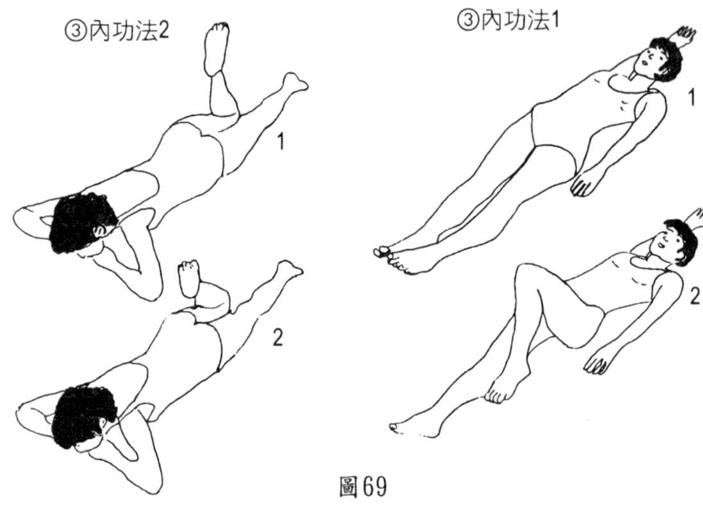

圖69

長褲睡覺。如果症候嚴重時，以懷爐暖和腰與下腹，穿上厚的襪子。

●**食用大蒜、辣椒**

為了暖和身體、強化神經，不妨用少許的大蒜、辣椒調味，尤其晚餐更有效。

中式體育療法

先做①立禪與②甩手（參照二一一頁）。

③內功法一

1.仰臥，高舉右手。

2.邊吸氣邊緩緩立起左膝，邊吐氣邊將膝蓋伸直。就寢前做五分鐘。

夜尿症的人左腳的行動會比較遲鈍，故此法只伸屈左腳。

④內功法二

1. 雙手重疊於下顎之下，身體伏臥、彎曲單膝。

2. 彎曲的那一腳的腳踵敲擊臀部。就寢前左右交互做五分鐘。

中式食物自療法

●**食用熱的食物**

夜尿症以身體的虛寒佔病因的重要因素，故平素多食麵條、溫的甜酒、熱湯等。

●**使用生薑等辛辣的調味料**

在暖和身體上，辛辣的調味料發揮很大的作用，平時的菜餚不妨多放一些生薑、辣椒、胡椒之類的調味料；除了暖和身體的功效，生薑有解毒，增進食慾，健胃作用。辣椒刺激胃神經，促進味覺；胡椒有解毒作用及消痰作用。

●**銀杏果**

銀杏的果實大約七顆，埋在熱灰中烤熱，做為一天份食用。銀杏促進腎機能，對夜尿症很有效。

●**蓮藕**

在中國對於在結婚席上不能如廁的新娘，事先吃過銀杏冰糖湯。此法相當普遍。

將蓮藕磨碎，用布包起來，榨出汁液，飲用一～二小杯。

在台灣，街角常可看見賣蓮藕湯的攤子。做為藥用，根據『本草綱目』，除了滋養強壯，也對胃腸病、婦人病有效。另外，也有強腎補脾暖身的作用。

●枇杷葉的煎湯

先將枇杷葉陰乾，一天量十公克煎飲。據說枇杷葉治百病，有健胃、解熱、止渴、解毒、保溫作用。

中式漢方療法

(一)體力充實的實證型，口渴嚴重，睡眠中遺尿——白虎湯

用於口渴嚴重，常喝水，睡眠中遺泄大量的尿。對象是體格好，脈搏有力實證型的人。白虎湯的白虎是鎮守中國四方的四獸神之一，為鎮守西方的金神。此一處方的主藥石膏，顏色白，故稱白虎。

西方指秋天，也含有解熱的意思。因此，不僅夜尿症的人，對於流行性感冒等傳染病或中暑等發熱的人也有效。

㈡喜食富含水分的東西，動作遲鈍——八味地黃丸

比較虛弱的類型，但食慾不錯，喜食富含水分的東西，動作不靈活，這一處方對於此類型的人的夜尿症有效。對於「下焦的腎氣（所謂腎臟、副腎、性器等的機能）」虛而失禁的人有效，又稱八味腎氣丸，但一般通稱八味地黃丸，因其以地黃為主藥。

㈢容易疲倦腺病體質型——小建中湯

此一處方常用於身體虛弱的兒童。容易疲倦，放學回家便躺在床上休息，晚上常遺尿，亦即所謂腺病體質型，如果是此種類型，此一處方便很適合。

虛弱的孩子，其共同點是喜歡甜食，腹部柔軟，怕冷、常腹痛。

小建中湯也可用於老年人。

平常自療法

●戒除冷飲

根據大約一萬名夜尿症的痊癒例，其中百分之九十，關鍵在於戒除冷飲。首先是食

用比三十六度的體溫更暖和的食物，為了達到這個目的，甚至乾脆把冰箱裡的冷飲果汁類全部丟棄。除非有全家人的努力與耐心，否則無法治好夜尿症。

●傍晚開始控制水分

至少從傍晚起開始徹底控制水分，而睡前一定要排尿。晚餐戒除冷食，只吃熱食，也就是熱的食物。

●強化腹肌

失去彈性的失禁狀態，只要強化腹肌即可恢復彈性。

生理痛與生理不順

推拿療法（中式指壓）

【主穴】位於肚臍斜下方的「經中」，是重要經穴。此經穴對於生理痛、生理不順有效。另外對於腸炎、腹膜炎、閉尿等也很有效。

【副穴】「子宮」，直截了當採用此一名稱，除了生理痛、生理不順、不孕之外，

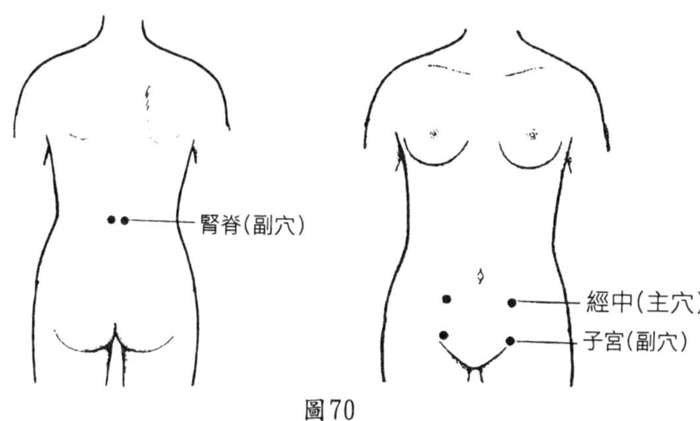

圖70

是婦人科疾病不可欠缺的經穴；「腎脊」，調整賀爾蒙的分泌、矯正生理不順，對於虛寒、腰痛、下肢運動麻痺有效。

臨時急救法

●月經體操（圖71）

此法是婦女為了克服生理期間痛苦的體育法。①仰臥，抱雙膝，數次將雙膝移至胸前。②雙腳張開九十度，並高舉雙腳。再將雙腳合攏高舉。③伏臥，上半身與雙腳高舉而背部呈弓形。④再度仰臥，舉起單腳，使該腳接觸另一邊的地板，如此使腰部或左扭或右扭。以①～④分別各做三十次。

中式體育療法

先做①立禪與②甩手（參照二一一頁）。

圖71

③開腳

1.雙手叉腰，順序移動雙腳的腳尖與腳踵，使雙腳朝左右張開。膝蓋勿彎曲，上半身勿前傾。

2.儘可能張開，到了極限之後，再度移動腳尖與腳踵，徐徐地恢復原狀。做二次。

此法可矯正骨盤的歪曲。

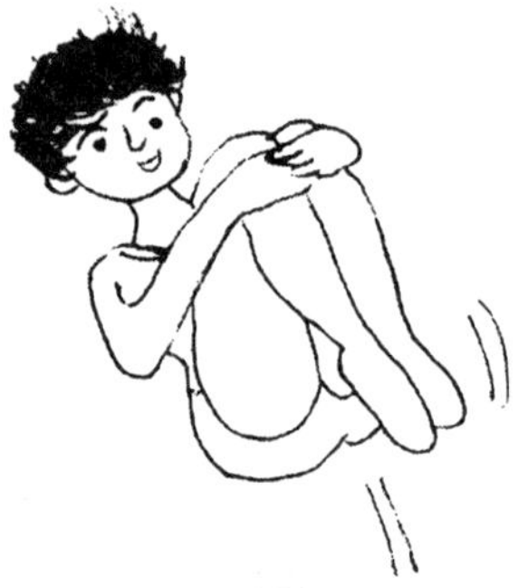

④坐功法

1.伸直雙膝而坐，邊吐氣，雙手舉至胸前。腳尖也要伸直。

2.邊吸氣，邊彎曲雙肘將手臂收回身體兩側。此時不妨邊握拳行之。

3.邊吐氣，將手臂向前伸直，恢復到1.的狀態。儘可能慢做，反覆做三次。

中式食物自療法

●番紅花

番紅花一次〇・五公克放進大約九十cc的熱水中，冷卻後飲其煎湯。番紅花也可食用。

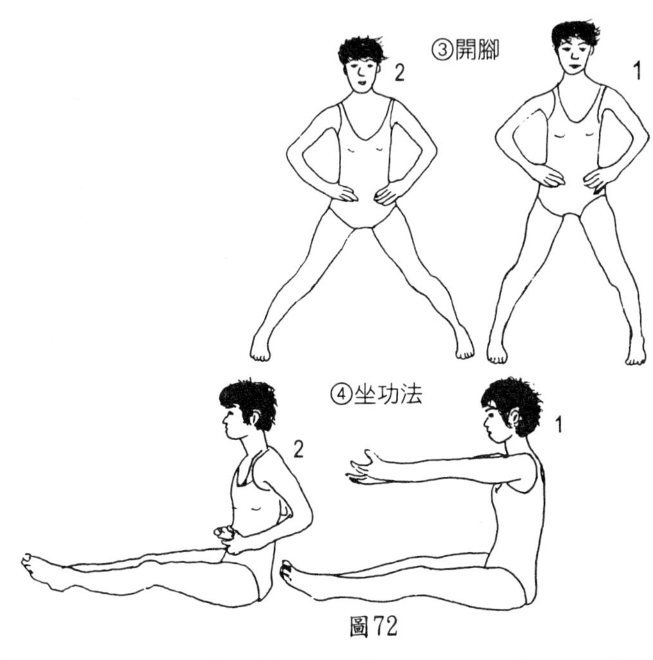

圖72

番紅花自古即是婦人病的高貴藥材之一，在『本草綱目』中甚至記載「心憂鬱積，氣悶不散者活血，久服精神愉快」。番紅花乃是治療婦人病不可或缺的藥材。

●益母草煎湯

將益母草的莖與葉曬乾，十五公克煎服之。

益母草顧名思義乃是對「為人之母者有益的藥草」，自古即為婦人病的妙藥，深受愛用。藥理學上業已證實其葉子富含具有促進子宮運動作用的結晶體。

●鯛魚骨的粉末

將鯛魚的骨頭烤黑，研成粉末，加大豆，空腹時服用。一天服用二～三次。

鯛魚有「魚之王者」之稱，深受歡迎，有調經與促進產婦奶水的作用。

中式漢方療法

㈠肚臍斜下方有輕度的阻力與壓痛——當歸芍藥散

此一處方經常使用於全身無力的虛證型，因子宮發育不全或子宮口狹窄等所引起的生理痛、生理不順。

另外，久婚不孕的婦女，使用此一處方之後，大多懷孕。

對象是手腳容易寒冷的貧血性，腹診時肚臍之左或右斜下方一～二公分的地方有輕度的阻力與壓痛。這是典型的瘀血，當歸芍藥有驅逐瘀血的作用。因此，此一處方對女性而言堪稱一種聖藥。

至於實證型的人則用「桂枝茯苓丸」。

㈡容易疲倦、皮膚粗糙、貧血——四物湯

此藥自古也有婦女的聖藥之稱，大多用於婦人病。由當歸、芍藥、川芎、地黃配合

而成。地黃有淨血與滋潤之效。

從其配合的生藥可看出來，適合四物湯的類型是身體虛弱，容易疲倦，皮膚粗糙，貧血，另外再加上生理痛、生理不順。

至於產前產後的漢方藥，幾乎都應用到四物湯，從益母散到家傳藥均不例外。

㈢下半身寒冷，嘴唇乾裂——溫經湯

此一處方用於陰虛證的婦女，亦即怕冷虛弱的婦女。身體衰弱，怕冷，貧血，下半身寒冷是最適合的藥方。另外，也適合手掌發熱、嘴唇乾裂的人。對於各種月經異常、更年期的不正常出血、不孕症等也有效。

溫經湯共由十二種生藥構成，大多是滋潤枯燥（皮膚沒有光澤，乾枯的狀態）與暖和身體的藥材。

平常自療法

●穿著長褲

生理痛或生理不順的原因，也有因為下半身寒冷所引起的，因此，即使夏天也不妨

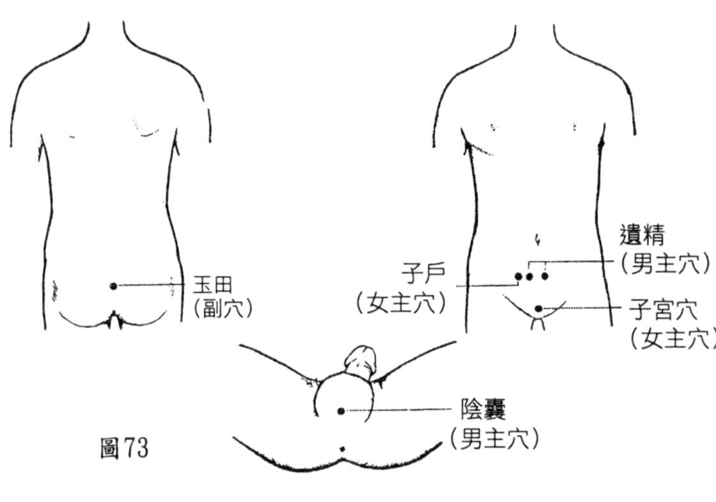

圖73

穿長褲。

●指壓下腹部

生理痛乃是子宮反覆收縮引起的，故以骨盤為中心，對整個下腹部做指壓或按摩。如此對於不孕的原因之一——子宮發育不全也有效。

●以生薑灸治肚臍

將生薑切成厚約五公分的薄片，穿五個孔，擺在大的灸幹上，灸治肚臍。一回灸治三次即可。

性無能、性冷感

推拿療法（中式指壓）

【男性的主穴】位於下腹部的「遺精」是重要經穴。此經穴加強後天的氣（食物的消化吸收所獲得的養分，與經由呼吸進入血液中的空氣之總稱），提高腎的機能，增強精力。

另外，「陰囊」改善性無能等生殖器的病變，也是重要的經穴。

【女性的主穴】「子宮穴」促進女性賀爾蒙的分泌，提高對於快感的感受性。「子戶」是女性特有的經穴，位於右腹部，協助「子宮穴」，增強女性的魅力。

【副穴】男女兩性的副穴均為「玉田」（治好賀爾蒙的異常）。

臨時急救法

●使用七味辣椒

將七味辣椒沖淡十～二十倍，塗抹於局部。

●以懷爐保溫下腹與腰部

虛寒或腰痛往往惡化成為性無能、性冷感，所以，下腹與腰部必須妥善保溫。

●指壓局部

仔細指壓按摩局部的周圍。在行房的二天前先做準備，效果更佳。

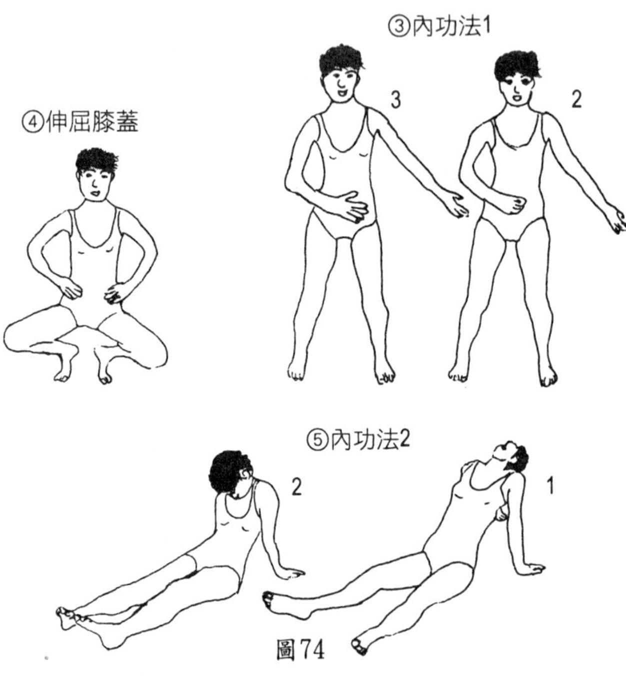

圖74

中式體育療法

先做①立禪與②甩手（參照二一一頁）。

③內功法一

1.雙腿張開比肩膀稍寬，膝蓋略微向內彎曲。

2.如捕捉空氣一般握拳，碰擊丹田（臍下）。

3.但碰擊的瞬間，手掌要開，彷彿將空氣壓入丹田一般。每天做二百～三百次。

每天施行，持之以恆，性無能便可逐漸痊癒。

④伸屈膝蓋

手叉腰，做膝蓋的伸屈運動。手叉腰，用力勒緊側腹，兩腳張開一八〇度伸出。做十二次。拇指所壓的位置正好是增進精力的特效穴「志室」。

⑤內功法二

1.坐下，雙腿伸直，張開大約與肩同寬，手撐於身後，撐住上半身，邊吸氣上半身邊後仰。此時膝蓋伸直，腳尖向外側。

2.邊吐氣，上半身前傾，腳尖扭向內側。分別各做二十四次。此法可治好性冷感。

中式食物自療法

●豬腎

性無能、性冷感由於「腎虛」而起，故多吃豬、牛、雞等動物的腎臟。

這是出自中醫學獨特的「同物同治」觀念，就是說如果腎弱，為了補腎，便吃其他動物的腎臟，以便治療腎虛。

●淫羊藿煎湯

淫羊藿的葉子二十公克做為一天量煎服。

根據李時珍的『本草綱目』，淫羊藿的由來是這樣的：「古時候，四川有一頭羊一天交配一百次，那頭羊吃一種叫藿的草，故將此藥草稱為淫羊藿。」

因此，自古即被用為強精強壯劑，中國有一種強壯酒「仙靈脾酒」便是用淫羊藿的根浸成的。數十年前日本人做過動物實驗，結果證實淫羊藿的成分的確有增加精液的功效。

●枸杞子的煎湯

枸杞子二十公克做為一天量煎飲。

古醫書『外台秘要』記載枸杞子「補虛、去勞熱、長服用，增顏色，使人肥健。」而服用枸杞子的老年人「齡百餘，行走如飛，髮返黑。」

中式漢方療法

㈠跟外表不一樣，患有神經症狀的人——柴胡加龍骨牡蠣湯

此藥適合外表體型好，脈搏與腹力均強的實證型，雖然看起來似乎不拘小節，實際上卻患有各色各樣的神經症狀。

「柴胡加龍骨牡蠣湯」專治精力減退、性冷感的人。

此藥配有龍骨，龍是虛構的動物，所以，採用巨象等古代動物的化石。龍骨在牡蠣等生藥配合下而產生強壯劑的作用。

㈡體力中下，膝蓋以下虛弱無力——八味地黃丸

此藥自古即被用為治療精力減退的處方。

不僅精力減退，也有防止老化作用，因此，當老化現象出現，即可開始服用。然而八味地黃丸既然是藥物，便須要有相應的體質與症狀，易言之就是體力中下，容易疲倦，下半身虛弱，手腳冰冷或發熱，半夜時常起來上廁所，脖子或肩膀痠痛，下腹部比起上腹部顯然腹力虛弱等。

㈢無關虛實，性無能、性冷感——金色大蛇丸

蛇粉、牛黃（牛的膽囊製成的凝固物）、麝香、熊膽（熊的膽囊）、人參末、純金泊為主要成分，以上均具精力增強作用。無關虛實（體力充實或虛弱均可），只要耐心服用，必有效果。

平常自療法

●做腹肌運動或倒立

下腹部用力而能將下腹部的肌肉收縮二十公分以上的人，可享有美妙的性生活。因此，必須多做腹肌運動、倒立等加強下腹部收縮力的運動。

●拍打男性性器

男性性器擺在台子上，握拳拍打。

●收縮肛門

女性平常有空不妨常收縮肛門。陰道與肛門的肌肉呈8字形相連，收縮肛門的運動有助於緊縮陰道的訓練。

痔瘡、痔痛、痔出血

推拿療法（中式指壓）

【主穴】臀部周圍的「肛門四穴」是持效穴，經由促進血液循環而治好直腸、肛門的病變。

【副穴】「閉孔」，促進大腸以下的循環；「腸道」，治好便秘、促進排便順利。

臨時急救法

●加熱

促進全身的血行，消除臀部的瘀血非常重要。疼痛時立刻入浴，但並非安安靜靜的浸熱水，用手推動臀部附近的熱水，使熱水接觸肛門部位（但有肛門周圍炎的人，切忌熱水浴）。

●將痔核塞入肛門內

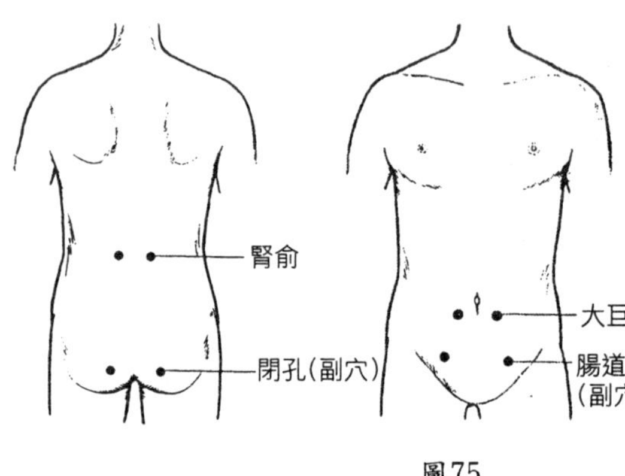

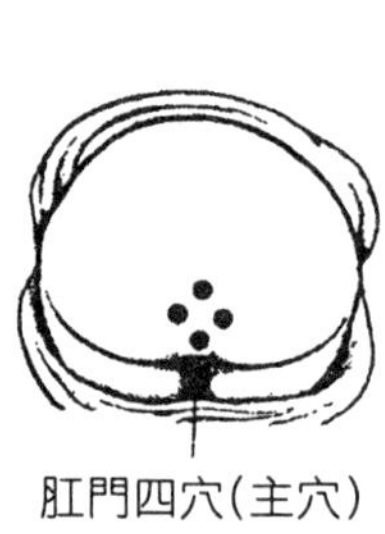

圖75

患痔核的人將痔核塞入肛門內，然後收縮肛門。

中式體育療法

先做①立禪與②甩手（參照二一一頁）。

③擦尾骶骨

站立，雙腳張開比肩膀略寬，如圖76所示，無名指與小指抵住尾骶骨，仔細摩擦。

此法有空便做，可消除肛門部的瘀血。伏臥行之亦無妨。

④刺激「大巨」、「腎俞」

1.仰臥，立起膝蓋，雙手中指抵住「大巨」（位於肚臍兩側三公分再下面三公分）。

2.邊吸氣，抬高腹部刺激經穴。

3.在腰下握拳，抵住「腎俞」（位於背骨兩側二公分），邊吐氣，邊腰部用力壓拳頭。此時要閉緊肛

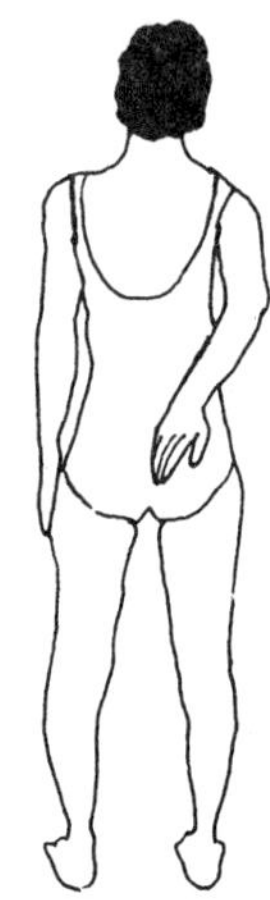
③擦尾骶骨

④刺激大巨、腎俞

2

3

圖76

門。1.～3.做四次。

「大巨」消除舊血，促進血液循環的作用。「腎俞」去除虛寒，有增強體力的效能（參照圖75）。

中式食物自療法

●十藥煎湯

將十藥的根莖陰乾，大約十公克加水五四〇cc，煎服。

「十藥」一名源自其有十種效能。最卓著的效用是對於腫瘤有很好的消毒去腫的作用。生痔時，並非僅飲用十藥的煎湯，並將生藥蒸熟，加芝蔴油，就寢時塗敷。

●木耳與黑糖

木耳三十公克，黑糖六十公克，加水一杯，

煮熟即可食用。

木耳是中華料理常用的食品，有消除腸熱的作用及止血的作用。黑糖緩和緊張、有鎮痛的效果，也有恢復胃腸機能的效果。

●無花果

一天吃三～四個無花果。無花果有靜血降污血的作用，並有整腸促進通便的效能。另外，洗無花果浴也有效。先將無花果曬乾，大約十五顆裝進布袋，放入浴缸，即為無花果浴。洗後身體暖和，血液循環暢通，甚至忘了疼痛。

中式漢方療法

(一)身體並非衰弱，卻患有痔瘡——乙字湯

此一處方乃痔的代表藥，凡是生痔瘡的人均不妨一試。輕度的脫肛也有效，對於女子的陰部搔癢症、肛門附近的激癢有奇效。

乙字湯是日本江戶時代的名醫原南陽所創，本來以身強力壯的武士為對象的藥，並不適合身體虛弱的人，但只要不太衰弱，倒不必執著於證，凡生痔瘡者不妨一試。

乙字湯配有柴胡、黃芩等具有消除肛門積血作用的生藥。

㈡胃腸弱、痔出血、貧血——六君子湯

使用於全身無力的虛證，患有水毒停滯而引起的胃腸障礙，痔出血加貧血的人。

此藥乃是四君子湯與二陳湯兩個處方加上生薑與大棗而成。四君子湯有增強體力的作用，二陳湯有促進水分新陳代謝的作用。另外，又加上生薑的健胃作用與大棗的強壯利尿作用。此一處方另配有提高諸藥之效能與消炎作用的甘草。

㈢咳嗽時感覺肛門疼痛——麻杏甘石湯

使用於因下腹脹痔痛而大便困難，每次咳嗽便影響肛門，感覺疼痛的人。適合體力中等以上，腹力也相當充實的人，不用於虛弱的人。

麻杏甘石湯乃是除掉構成麻黃湯的生藥之一桂枝，另加石膏而成。石膏有鎮痛的效果，可說是最適合痔痛的生藥。

平常自療法

●洗淨臀部

每次方便完畢，便用溫水洗淨臀部。而肥胖的人或臀部周圍汗腺多的人，最好撒一些嬰兒用的爽身粉。

●使用坐式廁所

使用坐式廁所方便不必多費力，而且可以邊對腹部做按摩，對排便較為容易。

●不要忽略早餐後的便意

便意大多於早餐後，絕對不要失去此一機會。

●多吃富有纖維的食物

蔬菜、芋、海藻、穀類等豐富的食物纖維防止便秘，幫助通便。

第五章　疑難雜症

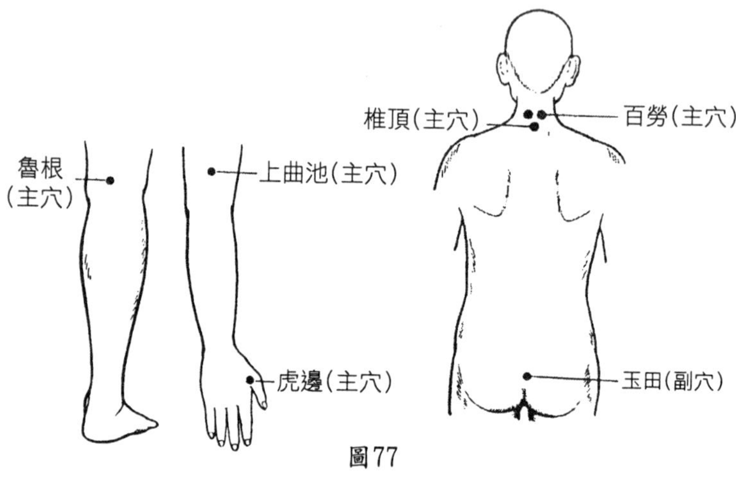

圖77

關節炎

推拿療法(中式指壓)

【主穴】治療關節炎的重要經穴共有五處。位於頸後的「椎頂」與「百勞」主司脊髓液的調整，促進頸部的血液循環。「上曲池」有助於改善體質，「虎邊」治手臂發麻。

膝蓋後面也有重要的經穴，「魯根」便是，有助於調整膝關節的關節囊。

【副穴】位於尾骶骨旁邊的「玉田」消除上肢及下肢的疼痛，消除腰骶部的麻木。

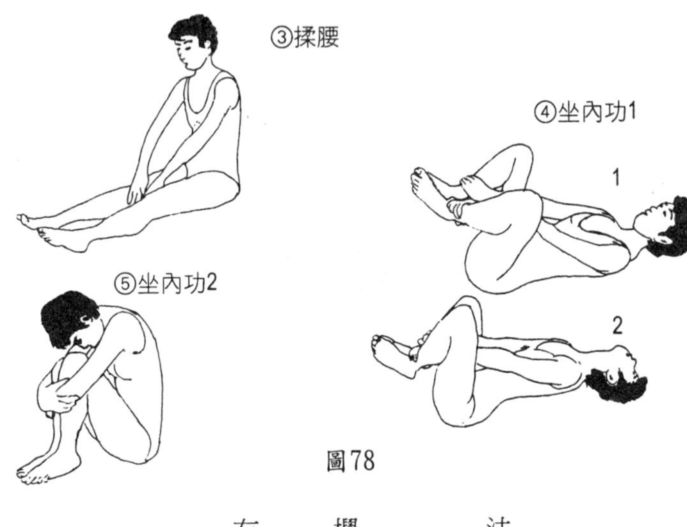

圖78

臨時急救法

●貼牛蒡的種子

牛蒡的種子一粒，以絆創膏固定於患部。此法甚為應驗。

●敷藥草

如果關節腫、發熱，以黃柏與山梔子加麥粉攪和，冷敷於關節處，即可除熱。

另外，以葛根、山芋、加蛋黃攪和，溫敷亦有效。

中式體育療法

先做①立禪與②甩手（參照二一一頁）。

③揉膝

坐下，雙腳前伸，以手掌摩擦搓揉膝蓋與大

腿的內外側，大腿十二次，膝蓋周圍三十六次。施術之前，雙掌必先互搓暖和。

④坐功法一

1.仰頭，腳尖併攏，膝蓋張開，雙手握於雙腳腕。

2.頭頂接觸地板。維持同一姿勢呼吸七次，然後復原。做二次。

⑤坐功法二

坐下，立起膝蓋，雙手抱雙腳，將膝蓋移近胸部，使膝蓋與胸部接觸。維持此一姿勢呼吸七次。然後復原。做十二次。

中式食物自療法

●土茯苓

煎土茯苓的根，當茶水每天飲用。另外，葉子煎飲亦可。

土茯苓別名「山歸來」，因具有消毒作用而對關節炎奏效，在梅毒盛行的時代，配有山茯苓的處方「香川解毒劑」常被用於治療梅毒。

●草木瓜的煎湯

草木瓜的生果實二個，切開加桑枝十五公克，水七二〇cc，煎至半量，分三次，食前服用。古文獻常見土木瓜治好關節炎的記錄，從現代醫學觀點來看，土木瓜富含蘋果酸、檸檬酸等有機酸，有恢復疲勞，增加精氣的效力，也許因而對關節炎奏效。

桑枝有消炎、利尿功效。

●防已的煎湯

防已八～十二公克做為一天量，加水五百cc，煎服。

防已有排除水毒的作用，廣泛被應用於神經痛、關節炎、關節痛、浮腫等。

中式漢方療法

㈠體力中上，皮膚乾燥、頭皮屑多——麻杏薏仁湯

用於體力中等或中上的人，無論急性或慢性均可服用，但慢性的疼痛比較有效。

其他的症狀有體質上，皮膚乾燥、頭癢、容易生頭皮屑。

麻杏薏甘湯由麻黃、杏仁、薏仁、甘草四種生藥構成，此一處方的配合相當平均，據說後世有許多漢方藥以此做為模範。

此一處方以具有排除水毒之效的薏仁做為主藥，薏仁改善皮膚的營養，消除浮腫，

而且與麻黃配合在一起時，效能更加強化。

㈡體力中等，口渴、出汗——越婢加朮湯

用於急性或次急性期的關節炎。體力中等、口渴、出汗、小便少、關節有水分聚集。此一處方記載於漢方的寶典之一「金匱要略」，根據傳說是春秋戰國時代越國婢女所傳，故有此名稱。

㈢體力中下，患有急性關節炎——甘草附子湯

用於關節炎的急性期，關節紅腫，發熱，手或衣服碰到患部便有激烈的疼痛，全身感到虛寒，尿液減少等。用於體力中下的人。

此一處方加有附子，故能促進新陳代謝與血液循環，其結果便能消除疼痛。

平常自療法

●浸橘子皮的藥液

將四十五度左右的熱水倒進水桶，再將曬乾的橘子皮、金橘皮與蕺菜（魚腥草）切

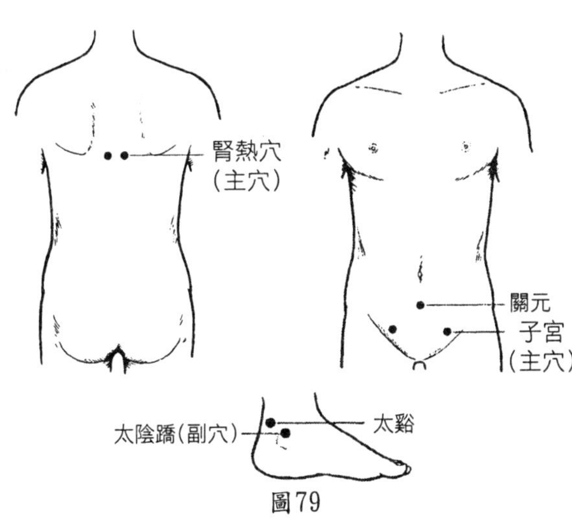

圖79

細，放進熱水中，浸患部十五分鐘。

●以紅外線爐烘暖患部

使用紅外線爐烘暖患部，然後按摩背部，可促進血液循環。

●做伸屈運動

在關節未變形之前，不妨常活動手腳的關節，做一做伸屈運動。如果有家人幫忙，效果會更好。

腎炎、腎臟病

推拿療法（中式指壓）

【主穴】位於背部的「腎熱穴」是消除腎炎、腎臟病及尿道感染等炎症的重要經穴。

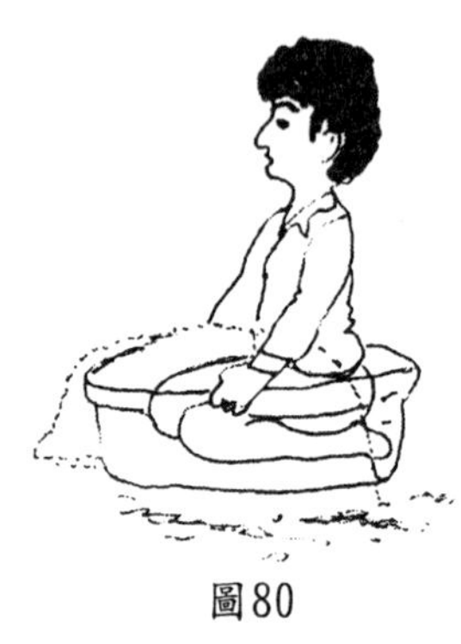
圖80

另外，位於臀部的「子宮」除了腎炎、膀胱炎等，也是婦女疾病（生理不順，子宮內膜炎、不孕症）等之治療穴。

【副穴】「太陰蹻」，腎炎、腎臟病之外，對於生理不順、子宮長期出血、赤白帶、下腹痛、腳氣等也有效。

臨時急救法

●飲人參精

人參精一湯匙加進一杯水稀釋飲用。如再加少量的蜂蜜，效果更好。

●下半身泡熱水

熱水中加進硫黃，不斷添加熱水，浸泡下半身。上半身依舊穿衣、只浸泡下半身，用毛毯覆蓋整個澡盆，湯泡十～十五分鐘（圖80）。

症狀嚴重時，安靜最為重要。

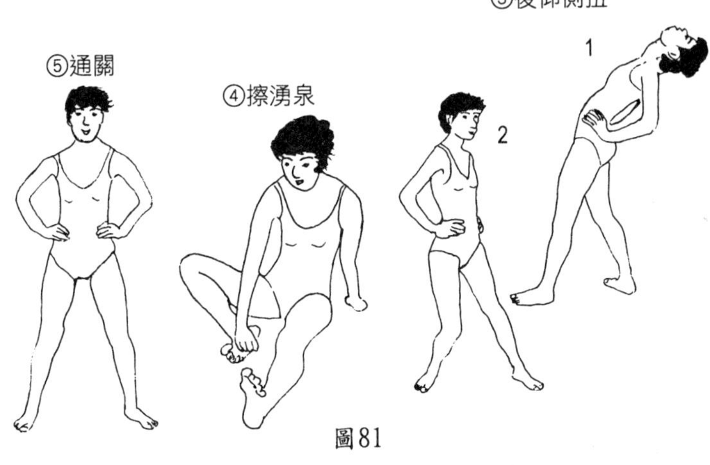

圖81

中式體育療法

先做①立禪與②甩手（參照二一一頁）。

③後仰側扭

1.雙手叉腰，左腳伸向前，再身體後仰。做三次。

拇指在腰帶的位置，壓住位於背骨兩側二公分的「腎俞」。

2.其次左腳在前，全身重量擺在右膝，扭轉身體。臉向扭轉的方向。左右各做三次。

④擦「湧泉」

以拳頭摩擦或敲擊腳掌心的「湧泉」。大約一分鐘。湧泉是腎經的出發點。

⑤通關

雙掌互搓，暖和之後，雙掌摩擦腰部三十六

次。其次摩擦尾骶骨三十六次。此法能改善腎的功能。

中式食物自療法

●紅豆

紅豆不加糖或鹽等調味料，煮熟做為主食食用。另外，做成紅豆飯食亦可。

紅豆有散污血、消浮腫的作用。

●鱧魚

鱧魚煮熟，不加調味即可食用。如果腹部有水腫，四肢浮腫，將鱧魚切成適當的大小，加米糠一杯，花生十五公克，胚芽十五公克，煮成糊狀食用，全身的浮腫即消失。

鱧魚又叫七星魚、烏魚，『本草綱目』寫成「鱧魚」。

效能如下：「通利大小便，除去風邪，驅逐停留於體內的水氣。」

●茄蒂的煎湯

將茄子的蒂陰乾，十公克做為一天量煎飲。

茄子的蒂有除去水毒的作用。除了腎臟病之外，也對食物中毒很有效，據說有吐瀉食毒，轉弱為強的功效。

中式漢方療法

㈠體力太過充實女性的慢性腎炎——桃核承氣湯

此藥用於體力過於充實的人。

臉色紅潤，腹診時有腹力，肚臍的右斜下或左斜下一～二公分的地方有阻力，朝腹底壓有壓痛。自覺症狀有臉孔發熱、肩膀痠痛、焦躁不安、便秘等。此一處方乃是驅逐瘀血的藥，故多用於婦女，腎臟病中常用於慢性腎炎。主藥是桃仁、桂枝，有清除局部的瘀血，消除血行障礙功效。

㈡口渴、敲敲心窩發出水聲——五苓散

五苓散記載於漢方的聖典『傷寒論』。

用於口渴但小便量卻少，頭痛、發熱、多汗、下痢等情況。腹診時腹壁柔軟，敲一敲心窩發出水聲，使用於體力中等或中下的人。此藥乃是排泄體內的水毒，尤其是停滯於消化管內的過剩水分。

(三)一籌莫展的腎臟病——導水茯苓湯

此一處方用於虛證與實證的中間型，也就是體力中等之人的浮腫。對於用盡辦法也無法消除浮腫的腎炎、腎臟病，很有療效。

構成此一處方的生藥，大多能除去胃內停水，另外也配有大腹皮、燈心草等具有利尿作用的生藥。

平常自療法

●暖和腰部，指甲指壓

伏臥，用熱毛巾暖和腰部，然後以拇指指壓腹部與臀部，凡是壓起來舒服的地方便加以指甲指壓。

●生薑灸

將生薑切成薄片，將灸幹擺在上面，灸治下腹的「關元」與足部的「太谿」。灸治到有熱感為止，即使二十次三十次也無妨（參照圖79）。

●雙腳墊高，全身按摩

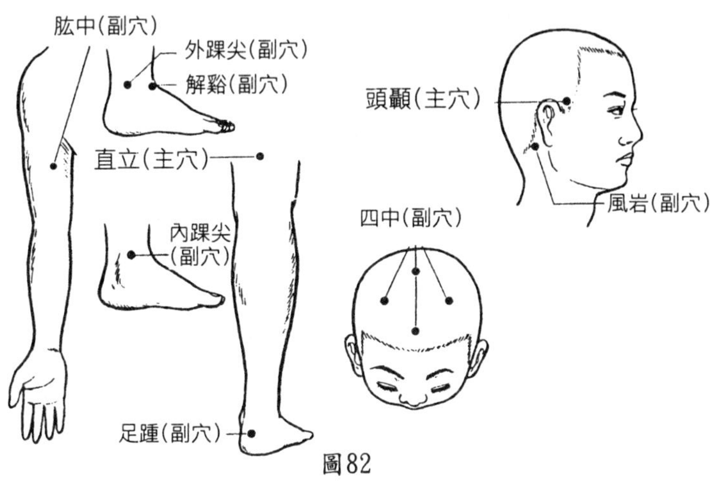

圖82

用折疊起來的毛毯墊高雙腳（墊高四十～五十公分），從腳尖朝身體的方向仔細按摩。

●勵行食物療法

腎臟病除非遵守食物療法，否則其他一切都是白費的，只要一天不遵守，壽命便縮短一天。

巴金森氏症（震顫麻痺）

推拿療法（中式指壓）

【主穴】「頭顳」是咬牙時突出於太陽穴的地方，改善頭蓋內的血液循環，對巴金森症很有效。

另外，對於走路時膝蓋略微彎曲的病人，推拿「直立」即可。

【副穴】「四中」，消除精神不安，調節自律神經；「風岩」，緩和神經過敏，治頭痛、胸疾患；「踝四穴」＝「內踝尖」「外踝尖」「足踵」「解谿」，消除下肢的浮腫、麻痺；「肱中」，治上肢運動麻痺、運動困難。

臨時急救法

●做起立坐下的運動

當身體開始發抖時，找一張椅子做起立坐下的運動，大約做五十～六十次，發抖即可停止。

●對著鏡子做表情

當臉部逐漸僵凝，突然失去表情時，便對著鏡子或打哈欠、或笑、或吐舌頭、或使眼色，讓表情肌肉的神經麻痺有運動的機會。

●嘟起嘴唇

流口水時，便嘟起嘴唇，上下嘴唇互咬，頓覺輕鬆許多。

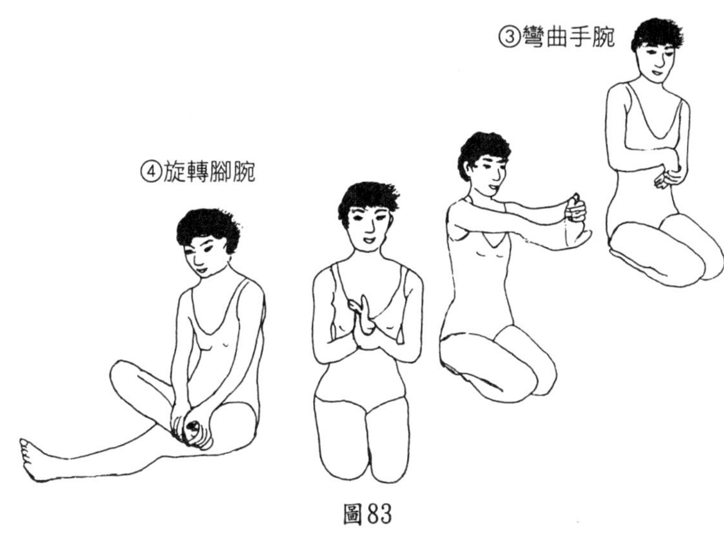

圖83

中式體育療法

先做①立禪與②甩手（參照二二一頁）。

③彎曲手腕

手腕向內或向外彎曲，然後仔細搓揉手腕。

如果有家人的幫忙，效果更好。做大約一分鐘。

④旋轉腳腕

轉動腳腕。一隻手把腳固定起來，用另一隻手旋轉。做大約一分鐘。

中式食物自療法

●海帶

海帶切細，大約一百公克浸於一百cc的

水中，飲用其液體。海帶嚼細，也可食用。

據信巴金森症的原因之一與腦動脈硬化有關，神經傳達物質發生異常而引起的。因此，食用海帶可預防神經過敏，降低血液中的膽固醇，有助於減輕病情。

●紅花煎湯

紅花三公克放進大約一八〇cc的熱水中，冷卻後，紅花湯浮在上面，分二次服用。漢方的經典記載紅花對於婦女的疾病，尤其腹痛有效。「活血通經湯」便是配有紅花的處方。

根據最近的研究，紅花油所含豐富的亞麻仁油能降低血壓中膽固醇的濃度，也可預防動脈硬化，是值得巴金森症患者大加利用的食品。

●香蕈

香蕈一天量二十公克煎服。明代名醫吳瑞認為香蕈具有以下的藥效：「香蕈益氣，不飲，治風、破血。」

所謂「破血」，以現代醫學的觀點而言，大概是香蕈降低膽固醇，促進血液循環，使新鮮的血能夠達到末端的微血管。

中式漢方療法

㈠體力充實的實證型，腹部鼓脹，便秘嚴重——小承氣湯合芍藥甘草湯

用於體力充實的實證型。適合腹部鼓脹，便秘嚴重，臉孔發熱，手腳發抖，肌肉緊張，缺乏表情，精神活動遲鈍。發病一～二年的人，服用此一處方，症狀可大幅減輕，甚至痊癒。

小承氣湯是使用於習慣性便秘、高血壓症、精神病、食物中毒、氣喘等，症狀不嚴重的處方，至於像巴金森症，加上肌肉的顫抖、僵直、精神活動的遲鈍，則配合芍藥甘草湯服用有效。

芍藥甘草湯使用於急迫性的肌肉痙攣，因此非常對症。

㈡體力中等，神經過敏，脾氣古怪——抑肝散合芍藥甘草湯加厚朴

體力中等，焦躁不安、失眠、肚臍左邊突起，神經過敏，而抑肝散便是使用於此種人的處方。

外加肌肉顫抖、僵直、精神不集中、活動遲鈍，便加上芍藥甘草湯，效果更顯著。

前面說過芍藥甘草湯消除急迫性的肌肉痙攣，宋代的『朱子集驗方』則稱之為「去文湯」，效能是「治腳弱、無力、步行艱難」。就是說只要服用此藥，即可治好腳的萎弱，捨棄拐杖，因此，對於步行困難的巴金森症是很對症的處方。

至於加上厚朴的原因，因為厚朴可治肌肉的痙攣與僵直。

平常自療法

●多食海藻類

關於海帶的效用，在食物自療法已經談過了，將四十～五十公克的海帶切細，浸一晚上的水（五四〇cc），即可飲用。

剩餘的海帶可做菜。另外，如裙帶菜、馬尾藻等海藻類，每天二十公克以上雜在菜中食用。

●減低總卡路里

患有巴金森症的人大多是肥胖型，因此，必須留意勿食過多的鹽與脂肪，而總卡路里，也就是攝取的熱量要減少三十％以上。有時隨著減胖，病情也會減輕。

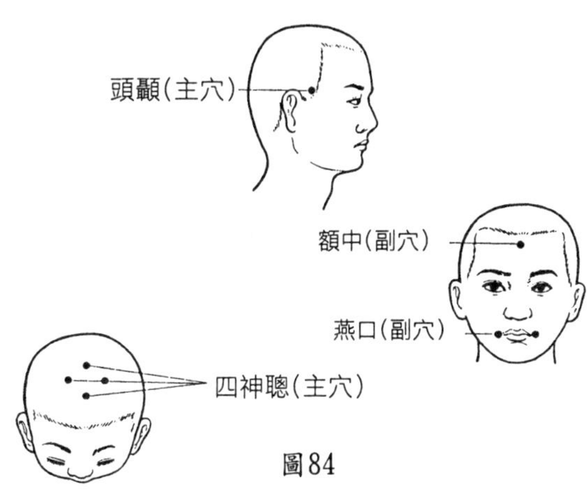

圖84

●鍛鍊體力

每天走上下坡路二公里以上。

另外，早晚做體操也有效。

自閉症

推拿療法（中式指壓）

【主穴】「四神聰」與「頭顳」是重要經穴。

「四神聰」使頭腦清晰，精神安定。

「頭顳」位於咬牙時突出於太陽穴的地方，專治集中力不足、不安，記憶減退，精神分裂。

【副穴】「燕口」，使人能夠大聲講話；「額中」，消除目眩，抑制神經過敏；「名穴」，安定精神、治自律神經失調。

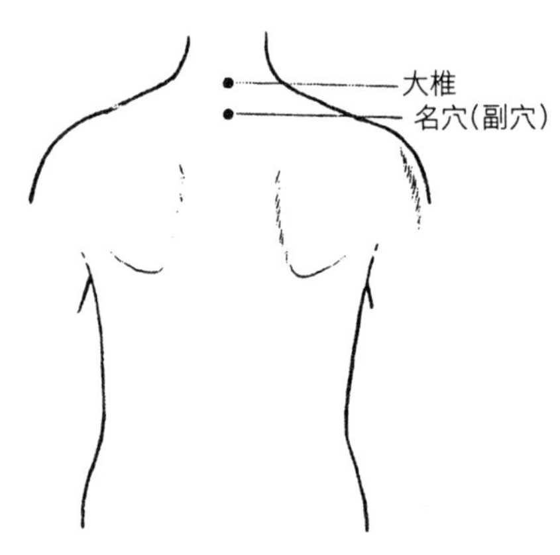

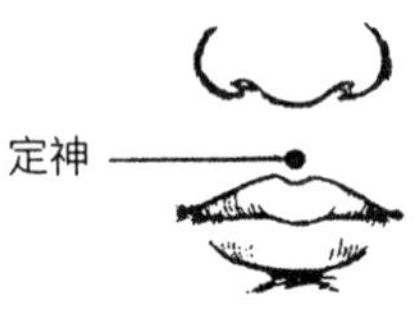

圖85

臨時急救法

●指壓經穴

除了上述經穴，不妨再推拿「定神」、「大椎」（參照圖85）。

●做需要玩伴的遊戲

積極把孩子帶到戶外，不要讓孩子獨自玩耍，亦即從事需要眾人同心協力，共同合作的運動。

如果有家人參與，效果會更好。

中式體育療法

先做①立禪與②甩手（參照二一一頁）。

③內功法

1. 雙腳張開與肩同寬，雙膝略微彎曲，

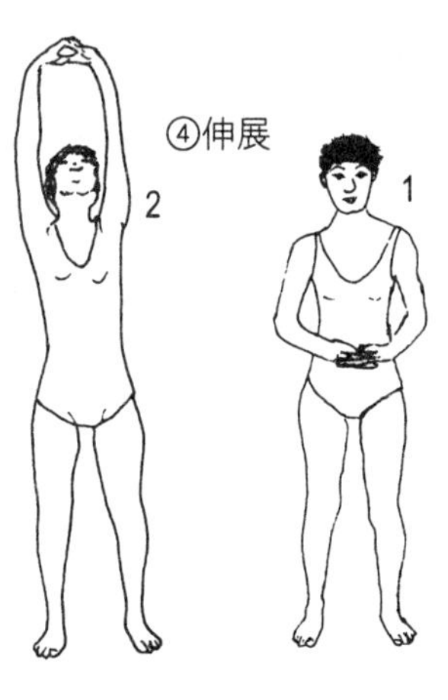

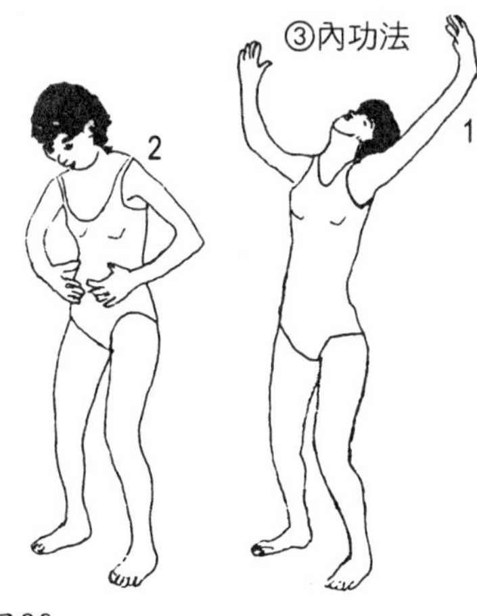

圖86

面向太陽高高攤開雙手，掌握宇宙的氣。

2.雙手將氣植於丹田（臍下）。做六次。

④伸展

1.雙腳張開與肩同寬，雙手的手指在腹前交叉。

2.緩緩吸氣，邊將手掌向著天空伸展，眼睛注視手指。伸展完畢則復原。做十二次。

中式食物自療法

●黑芝麻、何首烏

將炒過的黑芝麻研碎，與何首烏粉末混合，加蜂蜜與水，煮成糊狀，早晚舐一小湯匙。

『本草綱目』記載芝麻「增氣、長肥肉、滿腦髓」，有健腦作用。

何首烏早在唐代即被視為不老長生藥，目前

人們仍深信何首烏與芝麻一起食用將不會老化。蜂蜜也是不老食品。

以上三種東西配合起來的食物將出現何種效果，是可以想像的，也就是活力充沛，自閉症狀自可消除。

●牛黃

牛黃研成粉末，每天〇・二～〇・三公克，與開水一起服用。牛黃是牛的膽石，中藥店可以買到。

自古以來牛不僅食用，也被用做藥物。從肉、皮、毛、骨到陰莖、陰毛，幾乎每個部分均可利用，膽石便是其中一個例子。

服用膽石可促進腦動脈的血液循環，使腦的功能活潑。

●雞骨湯

將雞的骨頭搗碎，煮成湯即可食用。骨髓含有磷脂質、維他命B、檸檬酸、鈣等腦的主要成分，而且富含促進腦功能的營養，故可改善自閉症。

中式漢方療法

㈠體力充實的實證型，但便秘嚴重，精神不穩定——大承氣湯

典型的實證型的藥。腹部脹滿，脈搏強而有力，但卻便秘嚴重，有兇暴的傾向，精神上不穩定的人。所謂「承氣」是「順氣」的意思，排除停滯的氣體，加強機能或神經的功能。

大承氣湯由四種生藥構成，主藥大黃，大黃促進胃腸的功能，有瀉下實熱（體力充足時的熱）的作用。

㈡結結巴巴，心神不安，且注意力散漫——抑肝散

體力上屬於中等，口齒不伶俐，結結巴巴，心神不安，注意力散漫，舉止粗魯等症狀，肚臍左側突起，此藥適用於這種人。

此一處方的出典眾說紛云，但根據日本漢方界的權威大塚敬節先生的考證，此一處方最早記載於明代名醫薛鎧著的『保嬰撮要』，從此開始為後代延用。

抑肝散由七種生藥構成，其中的釣藤有鎮靜、鎮痙的作用，可鎮靜神經的興奮。

㈢悶悶不樂，腹直肌堅硬——甘麥大棗湯

用於全體上無力性的虛證型。無緣無故悶悶不樂，一下子又很興奮，嚴重時呈現狂躁之狀，甚至陷於失神狀態。此種人的腹直肌堅硬如木板。

此一處方由甘草、大棗、小麥等甘味劑構成，鎮靜腦神經的興奮，有養心作用。本來是用於婦女的歇斯底里的藥，但對於兒童的自閉症、憂鬱症也有效。

平常自療法

●溫暖的接觸非常重要

自閉症是心因性的疾病，如果雙親或兄弟姊妹開朗活潑樂觀，那麼，治療上便容易得多。因為人與人之間溫暖的接觸可以柔和自閉症孩子的心。

●教導自立的習慣

如果症狀恢復，安定下來之後，教導孩子培養自立的習慣，同時在遊戲當中發展智能是非常重要的。

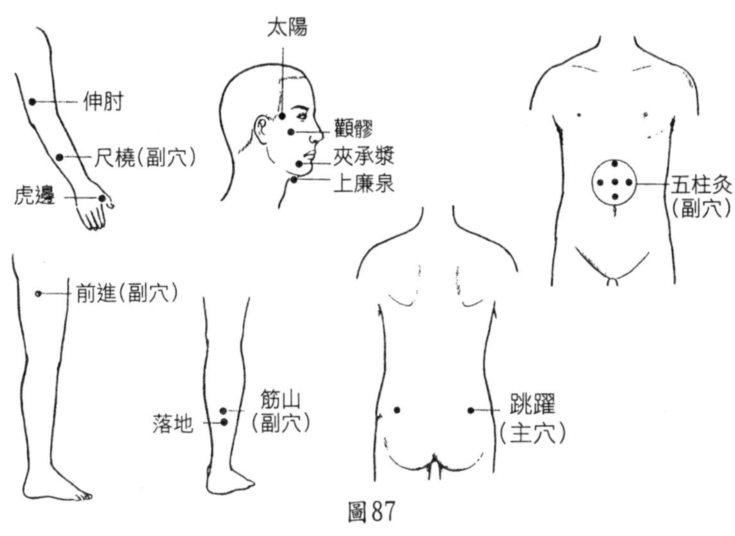

圖87

●訓練禮貌與教養

如果可以自由自在聊天之後，務必訓練優良的禮貌與教養。

肌無力症

推拿療法（中式指壓）

【主穴】位於腰骨的「跳躍」是主穴，消除由筋萎縮引起的肌肉麻痺與脫力感，增加肌力。

【副穴】「五柱灸」「前進」，均可消除肌肉麻痺；「筋山」，增加下肢的筋力；「尺橈」，強化前腕肌，消除精神不安。

臨時急救法

●中醫灸（棒灸）

①只是眼肌無力灸太陽穴的「太陽」。②顏面肌肉麻痺時，灸治顴骨的「顴髎」。③嚥下肌或舌肌無力時，灸治下顎的「上兼泉」「夾承漿」。④手腳的肌肉開始萎縮灸治手肘的「伸肘」、手的「虎邊」、腳的「落地」「前進」（參照圖87）。

●飲牛膝、甘草茶

腳的症狀嚴重時，將牛膝二十公克與甘草十公克煎煮，當做茶水飲用。牛膝與甘草均具鎮痛作用。

中式體育療法

先做①立禪與②甩手（參照二一一頁）。

③內功法一

1.患者仰臥，治療者跪單膝，從此姿勢彎曲患者的膝蓋，朝頭部的方向按壓。左右腳各做三次。

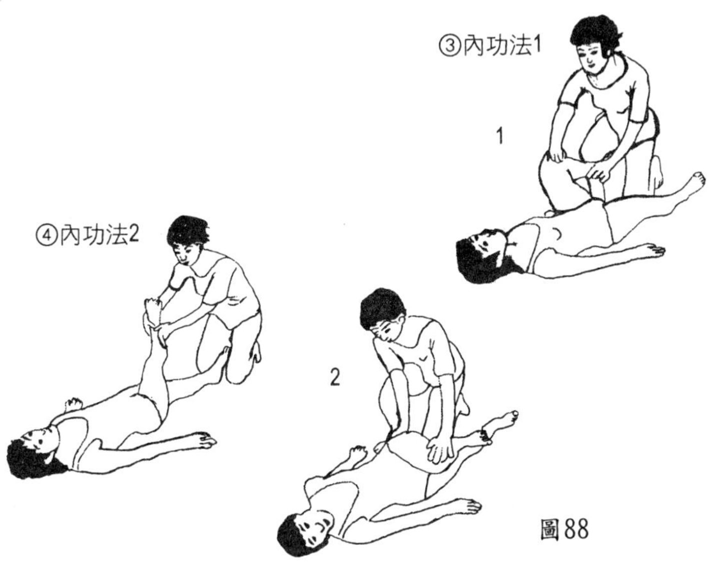

圖88

2.其次，將患者的腳朝相反的方向（若是左腳則朝右邊）緩緩按壓。左右分別各做三次。

④內功法二

患者仰臥，治療者以膝蓋夾住患者的一隻腳，加以固定，雙手則抓住患者的另一隻腳的腳腕，朝相反的方向（若是右腳則向左）旋轉。

左右各做三次。

中式食物自療法

●藥用人參

藥用人參（韓國人參）十～十五公克做為一天量，煎服。

藥用人參早在前漢時代（紀元前一世紀

）史遊所寫的『急就草』即已出現，因此擁有至少二千年的歷史了。藥理上已知具有強壯、恢復疲勞、消炎、利尿、降血壓、降低血糖的作用等多方面效能。至於對嚴重的肌無力症有效，乃是由於促進血液循環、消除疲勞、刺激神經的作用相當強的緣故。

●蜂王乳

蜂王乳〇・五公克做為一天量，一天分二～三次服用。

蜂王乳是工蜂的咽頭線分泌的乳濁液，供女王蜂食用成長。蜂王乳可說是強力的增血劑，另外，也有防止老化，使人長保青春的作用。因此，對於加強肌力是很恰當的食品了。

●黑豆

黑豆二十公克加水三百cc，煎至半量做為一天份，分若干次食用。

本草書『神農本草經』把黑豆選為「主養性」（維持健康）中藥一百二十種之一，效用有強腎活血，改善排尿，穩定情緒，解一切的毒。

將適量的黑豆煮食亦可。

中式漢方療法

㈠體力不算太差的人——痿證方

使用於發病初期，體力不算很差的人，症狀有足腰的肌力減低、無力感。但即使纏病多年，只要體力不算很差，有時也有效。

此一處方是日本江戶中期幕府的醫官福井楓亭創始的，共由九種生藥構成，主藥是地黃。「腰以下痲痺，站不起來的情形，採用此一處方，往往能夠痊癒。」中醫均一致如此認為。

㈡臉孔發熱，睡不著，悶悶不樂等神經症狀——桂枝加龍骨牡蠣湯

用於體力中等或稍低的人。

除了臉孔容易發熱，容易流汗的傾向，又有失眠、悶悶不樂等神經症狀。

此一處方以強壯體力的桂枝湯為基本，外加龍骨（前世紀的哺乳動物的化石）與牡蠣。龍骨與牡蠣有鎮靜、強壯之效，有消除肌肉萎縮的效能。因此，也常用於男性的性

無能。

㈢雖腹力薄弱，但只有腹直肌相當緊張——歸耆建中湯

用於體力虛弱，血色不佳，容易倦怠，腹力薄弱，但只有兩腹直肌異常緊張，步行困難的人。

此一處方由治療腹痛、坐骨神經痛、產後衰弱等的黃耆建中湯與當歸建中湯合起來的，除了肌無力症之外，對於脊椎疽也有卓效。

如果纏病多年，變成皮膚粗糙或貧血時，則用「十全大補湯」。

平常自療法

●抹油按摩

全身做抹油按摩，讓肌肉獲得充分的鬆弛。

●做關節運動

肩膀、手肘、手臂、大腿、膝蓋、腳腕等處的關節務必認真加以活動，做到難以忍受為止。

●常食紅蘿蔔

將紅蘿蔔磨碎，榨出汁液，十公克做為一天量，添加蔬菜，時常食用。

紅蘿蔔是元代（十三～十四世紀）從西域傳來的，屬於歷史比較短的蔬菜。有健脾作用與促進血液循環的藥效。

背骨異常、側彎症

推拿療法（中式指壓）

【主穴】背骨正中央九處相連的「九連環」是主穴。

此經穴矯正脊柱的病變、歪曲，治好側彎症。

【副穴】「脊柱點」，治脊柱的歪曲、椎間板脫臼。

臨時急救法

●脖子不要傾向麻木的方向

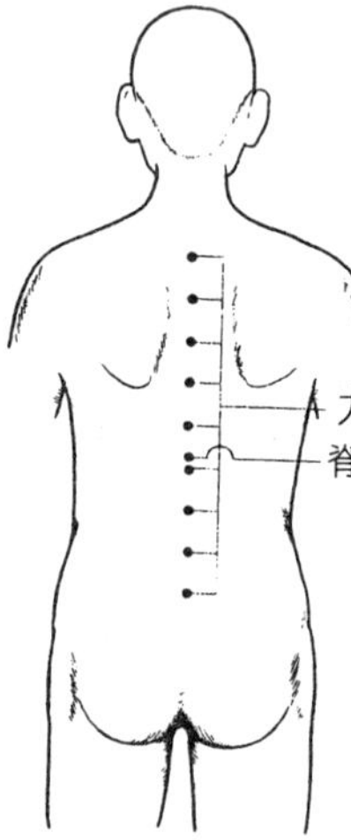

圖89

如果頸部變形時，由於出現頸腕症候群的症狀，務必留意脖子不要傾向麻木的方向。

●向肩膀隆起的方向彎背

如果胸椎部發生側彎，便引起肋間神經痛，如果右肩隆起的話，背部便向右彎曲，症狀即可減輕。

●用浴巾纏腰睡覺

如果麻木或疼痛擴展到腰部或兩下肢，便將浴巾折疊起來，塞於腰痛的地方，仰臥睡覺。

●前屈運動

做前屈運動直到手掌著地。

中式體育療法

先做①立禪與②甩手（參照二一一頁）。

③馬步

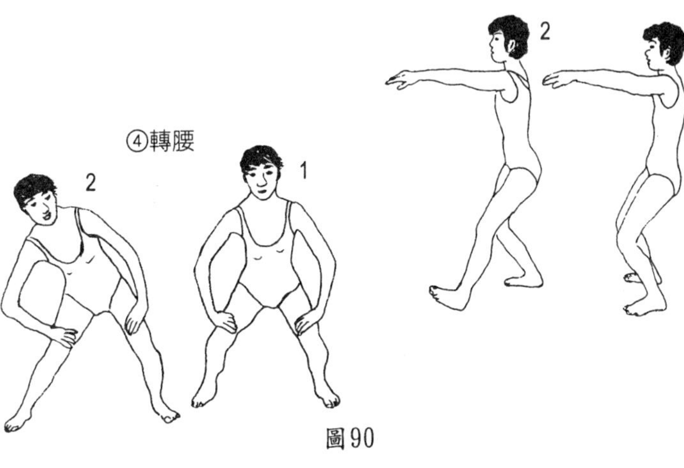

圖90

1.雙腳張開與肩同寬，背部挺直，腰要沈低。

2.以此姿勢向前走，勿前傾，至不能持相同姿勢才停止。

④轉腰

1.雙腳大大張開，腰沈低，手擺於雙膝。

2.持此姿勢以腰為軸，緩緩旋轉上半身。左旋、右旋各做六次。

中式食物自療法

●骨髓的粉末

將雞或豬的骨髓敲碎，研成粉末，用糯米紙包起來服用。另外，用油鍋炸，酥軟之後，加水，加不容易煮爛的蔬菜，即可食用。

如此食用動物的骨骼以治療背骨的歪曲，

在中醫學叫「基於類型同效論的象形藥物療法」。

●糙米

戒食精米，改吃糙米。

胚芽富含蛋白質、脂肪、維他命A、B群、E，尼古丁酸，各種礦物質等天然的營養。因此常食糙米，可以改善生理機能，奠定基礎體力。

●魚丸

將沙丁魚等小魚研碎，做成魚丸，每天食用，可使骨骼健壯。

●海帶餬與蘿蔔汁

海帶餬與蘿蔔汁攪和，早晚食用二十公克。海帶餬富含鈣質，可以強壯骨骼；蘿蔔汁促進食物的消化吸收。

中式漢方療法

㈠症狀較輕，體力不錯，營養狀況良好——小柴胡湯

使用於比較有體力的人。症狀有胸脇苦滿（參照二一六頁）、肩膀痠痛、手腳發熱。

側彎症的情形，只要症狀輕，患者本身的營養狀況良好，此一處方便有效。

小柴胡湯是應用範圍非常廣泛的處方，本書其他地方也使用非常頻繁，無論任何疾病，只要屬於小陽病期（病毒正逐漸加強，但體力仍堪負荷），原則上均可使用。

㈡無力性的虛證型，不安暴躁——小建中湯

使用於沒有體力虛證的人。對象是臉色不好，胃腸虛弱，容易疲倦，容易心悸。如症狀更嚴重，則用「黃耆建中湯」。

小建中湯是一種強壯劑，治療虛弱體質，對於側彎症有強化骨骼，矯正骨骼變形的效能。另外，體質虛弱的人大多帶有情緒不穩，焦躁不安，注意力分散等神經症狀，如併用「抑肝散」，效果更佳。

㈢全身無力，敲敲腹部發出水聲——六君子湯

此處方也是適合體力比較差的虛證型的人。對象是胃腸弱，容易疲倦，沒有食慾，削瘦的人，尤其以手指敲一敲腹部發出水聲的人，這是最重要的指標。

六君子湯是四君子湯與二陳湯的合方，外加生薑與大棗。四君子湯有增加體力與氣

力的作用，二陳湯有促進水分新陳代謝的作用。生薑促進新陳代謝的機能，有排除水毒的作用，大棗有緩和肌肉的緊張，消除身痛、腹痛的作用。

平常自療法

●背部按摩

為了讓開始呈弓形彎曲的骨骼恢復正常，採用山茶油，仔細從背部按摩到頸部，消除肌肉的拘縮。

●做伏地挺身、吊單槓

早晚做伏地挺身，鍛鍊手臂，然後吊單槓，首先吊二十秒鐘，如能吊一～二分鐘便很理想了。

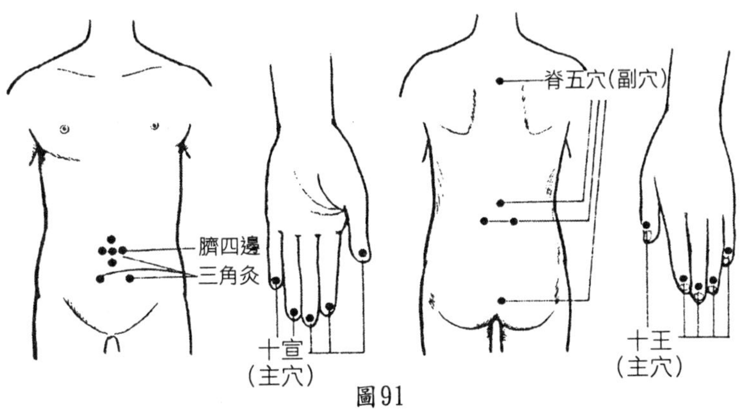

圖91

急性脊髓視神經末梢症

推拿療法（中式指壓）

【主穴】指甲先端的「十王」與指尖的「十宣」穴，經數次的刺針即可恢復健康。推拿療法雖然比較花費時間，但只要每天認真刺激，手腳末端的血液循環逐漸改善，即可消除全身的僵直。

【副穴】「新氣端」，能消除腳的麻木、背痛、胸痛；「脊五穴」，消除胸背腰的疼痛，調節自律神經；至於眼睛的症狀，請參考一二七頁「老花眼、白內障」。

臨時急救法

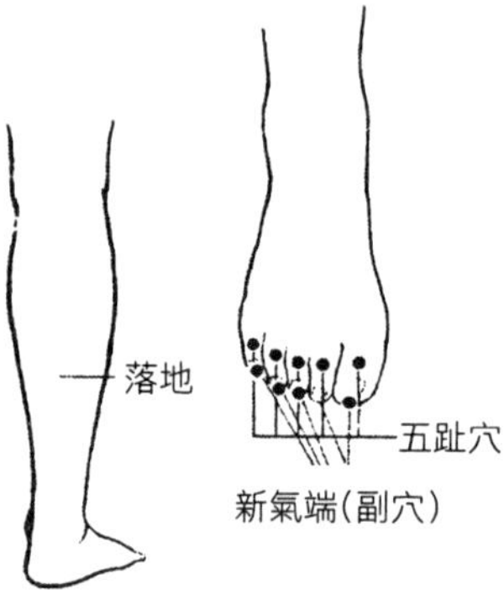

●生薑灸

將生薑切成厚約五公分的薄片，挖五個洞，上面擺金字塔形的灸幹，加以燃燒。除了灸治上述的經穴，腹痛與下痢時「三角灸」與「臍四邊」將有即效性。如果手腳的知覺異常或麻木，灸治「五趾穴」有效。小腿麻木，以「落地」最好。

●沿背骨做指甲指壓

胸脇苦滿（參照二六頁）時，沿著背骨兩側從脖子到臀部，仔細做指甲指壓。

中式體育療法

先做①立禪與②甩手（參照二一頁）。

③八段錦

1. 雙腳併攏，腳尖也合攏，邊吸氣緩緩提起腳踵。
2. 腳踵高至不能再高時，邊吸氣，全身放鬆，腳踵也放下。做六次。

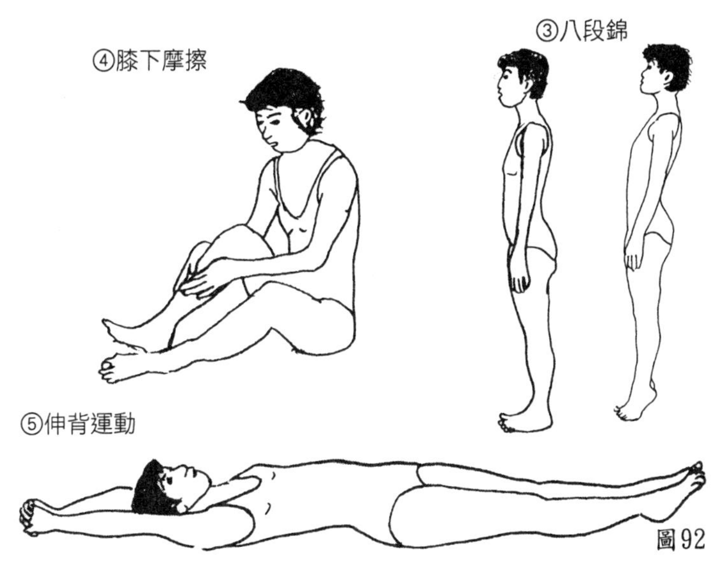

圖92

④膝下摩擦

坐位，立起單腳，腳踵抵住另一隻腳的內足踝後側（名叫「太谿」的經穴）。邊按壓太谿，雙手則從膝蓋摩擦至膝下。左右各做三十六次。

⑤伸背運動

仰臥，雙手手指交叉擺在頭部上方，盡力伸背。腳尖也要向下伸。做二十四次。

中式食物自療法

●骨髓湯

將牛、豬、雞的骨髓（骨骼）搗碎，文火煮三～四小時，即可食用。

此病是視神經與末梢神經及脊髓受到傷害的疾病，故食動物的脊髓（包含於骨髓）

以治療人的脊髓異常。此種中醫學的觀念稱為「基於類型同效論的象形藥物療法」。

●海狗腎的切片

所謂海狗腎是海狗的陰莖曬乾而成的，將之切成薄片或研成粉末食用。

根據古書，海狗腎「益腎氣、暖腰膝、助陽氣、治癘疾（流行病）」。

另外鼈甲、鹿茸也很有效。

●牛膝與甘草煎湯

用於腳的症狀嚴重時。牛膝二十公克與甘草十公克煎煮，當做茶水飲用。牛膝治腰痛、脊髓炎，甘草治急性抽筋。

中式漢方療法

㈠手腳麻痺，口齒不清，壓心窩有不快感——續命湯

用於體力中等或中上，手腳麻痺，口齒不清，有胸脇苦滿（參照二六頁）的人。

顧名思義，續命湯乃是以延長壽命為目標的處方，後漢時代的『金匱要略』記載「專治半身不遂，自己無法處置大小便，言語不自由，意識混濁，痛而沒有知覺，身體痙

攣，連翻身也不自在。」亦即本來用於腦出血、腦梗塞引起的後遺症。

㈡上半身容易流汗，臉孔易發熱，身體有疼痛麻木——柴胡桂枝湯

使用於體力中等的人，上半身容易流汗，臉孔容易發熱，肩膀痠痛，身體疼痛，容易疲倦。而最重要的關鍵是胸脇苦滿與腹直肌緊張。

此一處方是小柴胡湯與桂枝湯的合方。因此，符合小柴胡湯的證，而且身體疼痛麻木，故用柴胡桂枝湯。桂枝湯有促進血行，暖和身體，提高各臟器機能的作用。

㈢虛弱體質，血色不佳，怕冷——桂枝加苓朮附湯

此一處方用於虛弱體質，血色不佳，胃腸弱，怕冷的人，像此病或腦溢血後遺症等身體的一部分運動麻痺或知覺麻痺也有效。

平常自療法

●慎防風雨

中醫認為此病乃由風寒濕三邪糾纏發症的。因此，在颳大風或下大雨的日子，務必

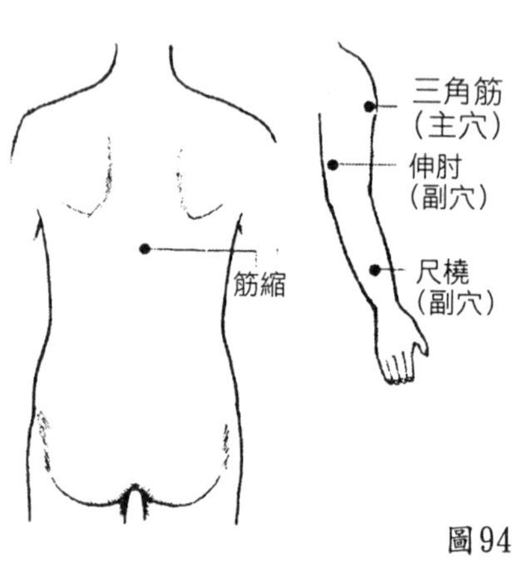

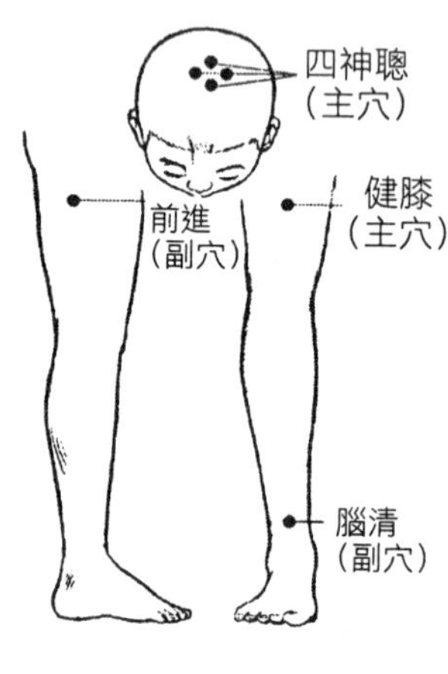

圖94

穿有頭蓋的大衣或風衣擋風雨。

關於防寒，女性穿男用的內衣褲頗為方便，至於防濕則常換內衣褲。

●用辣椒水暖和手腳

早晚二次，用水桶盛辣椒熱水，暖和手腳十～二十分鐘。

●刺激腳底

當麻痺、麻木相當減輕之後，細沙→粗沙→碎石子，常做逐漸增加刺激腳底的運動。

小兒麻痺症

推拿療法（中式指壓）

【主穴】位於膝蓋上方的「健膝」與肩膀先端

稍下方的「三角筋」，是治療小兒麻痺不可欠缺的經穴。

「健膝」對於下肢的運動麻痺、無力感有效。「三角筋」有助於恢復舉手或旋轉肩膀的機能。

治療智能不足以「四神聰」為特效穴，消除頭部的一切症狀，頭痛、頭重、不安、集中力不足、臉孔發熱，也能消除精神病等。

【副穴】「腦清」，使頭腦清楚，精神安定；「尺橈」，使精神狀態接近正常；「前進」，消除腳部肌肉的麻痺；「伸肘」，改善手肘關節的屈伸。

圖94

臨時急救法

●伸展手腳

如果是痙攣型的麻痺，手腳關節已經收縮，放任下去的話，將會彎曲如蝦子，如此便無可挽救了。故在診斷出小兒麻痺之後，便做雙手高舉、腳彎曲的姿勢，一回做五十~六十次，晨午晚運動三次。

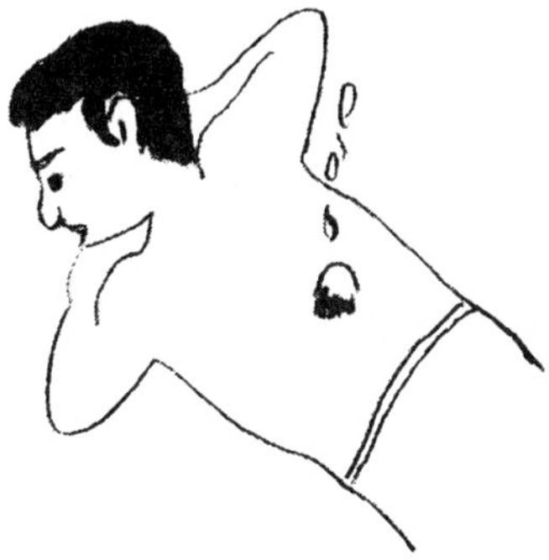

●灸治經穴

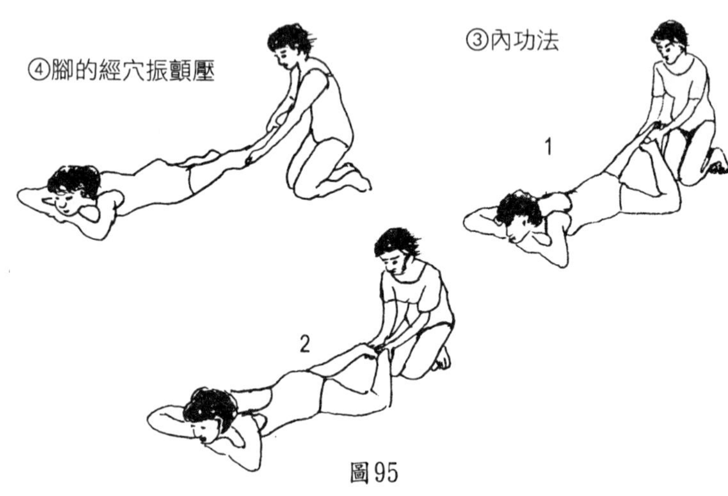

圖95

尤其以「四神聰」做為重點，以中醫灸（棒灸）灸治。倘若肌肉緊縮，則對於背部中央的「筋縮」施以中醫灸。「筋縮」解除肌肉的收縮（參照圖94）。

中式體育療法

先做①立禪與②甩手（參照二一一頁）。

③內功法

1.患者與家人二個人做。使患者伏臥，腳底重合。

2.患者的腳底重合，慢慢加以伸展，使腳接觸地板。患者緩緩吐氣，伸至不能再伸則停八秒鐘。做三次。

④腳的經穴振顫壓

讓患者伏臥，如圖95的要領抬起一隻腳。

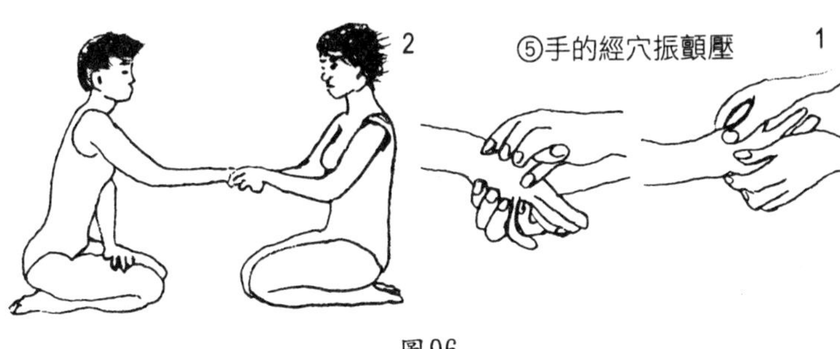

圖96

雙手牢牢抓住那隻腳（留意勿讓膝蓋彎曲），小幅度的加以振動（振顫）。做二十秒，左右腳各做三次。此法可減輕腳的痲痺，振動的刺激可傳至腦部。

⑤手的經穴振顫壓

1. 如圖96握住患者的手。
2. 振顫患者的手臂。做二十秒，左右手各做三次。此法可治手臂的痲痺，因振動傳至腦部有健腦作用。

中式食物自療法

●藥用人參

曬乾的藥用人參（韓國人參）的根五～八公克做為一天量，煎服。

藥用人參有促進新陳代謝與血液循環的作用，對於消除身體的痲痺有效。最近經由動物實驗證明，有促進大腦功能的作用而受人矚目。

●牛黃

牛黃（牛的膽石）研成粉末，一天服用〇・一～〇・二公克。如果難以嚥下，則用糯米紙包起來服用。

牛黃一名見於佛教經典，據推測可能是起源於印度的藥物。

牛黃被用做「小兒百病的治療藥」，對小兒麻痺有效，連智能不足的兒童也可服用。甚至嬰兒也可安心服用，將牛黃用絹布包起來，做成大約乳頭一般大小，讓嬰兒吸吮。

●黑芝蔴

將炒過的黑芝蔴研碎，加蜂蜜與水，煮成糊狀，早晚舐一小湯匙。

黑芝蔴富含腦細胞活動不可或缺的氨基酸，另外，也有促使血管與神經轉弱為強的效能，是可以廣泛使用的健康食品之一。

但黑芝蔴有些是加色素染黑的，務必多加留意。

中式漢方療法

㈠發病初期，體力尚未衰敗——痿證方

用於發病初期，體力不至於太差，因手腳的運動麻痺而步行困難或不能步行，用於這種症狀有效。

痿證方是日本江戶中期的名醫福井楓亭創始的處方，其著作『方讀辨解』記載「腰以下痿而不能起者之初期有效」。

㈡虛弱體質，胃腸弱，手腳冰冷——桂枝加苓朮附湯

用於虛弱體質，臉色不佳，胃腸弱，手腳冰冷，疼痛麻木的情形。

此一處方乃由使用於各關節疼痛，四肢有痙攣的桂枝加附子湯外加朮與茯苓而成。朮有利尿、健胃作用，茯苓有強壯、鎮靜與調整體液偏差的作用。

㈢全身衰弱顯著，食慾不振，全身倦怠嚴重——十全大補湯

用於全身衰弱即虛證的人，適合貧血、食慾不振、全身倦怠的人。尤其是發病多年，步行困難或無法行動的人有效。

十全大補湯是四物湯與四君子湯加黃耆與桂枝而成。四物湯與四君子湯具有補氣血不足的作用。黃耆與桂枝則更強化其作用。

平常自療法

●對變硬的肌肉施以生薑灸

不必執著於經穴，凡是變得特別硬的肌肉，則以切薄的生薑（大蒜亦可）覆蓋於上面，其上再擺灸幹，施以灸治。對下肢麻痺有特效。

●灸後做關節運動

做完生薑灸之後做關節運動，或開腳，或跑步，或做踩腳踏車的姿勢。

另外，不妨趴在地板上做一做游泳的動作。

第六章　中醫學的觀點

•腰痛的原因

中醫學最具代表性的經典『內經』，把腰痛的原因分為三種。

一是外因所引起的，由於風吹雨淋或居住於濕地，風、寒、濕邪侵襲經絡，引起氣血不和而發生腰痛。

二是內因所引起的，即腎臟疲勞。大多是色慾過度引起的腎虛而發生腰痛。

第三種是不內外因，例如筋骨扭傷或舉起重的東西時，氣血失去平衡，尤其血流停滯乃為最大原因。而根據『內經』的記載，「大多為腎虛」，尤其「內傷（內因）多，外感（外因）少」，比較重視內因上的要素。

•痠痛的原因

日常的姿勢、工作、睡眠時的體位不當，或頸頭部急性、慢性的負擔，經絡的氣血運行受阻而發生痠痛。

另外，風邪或寒風侵入經絡，引起氣血不和，以致氣血滯留，也會引起痠痛。

再者，偏食與運動不足等原因所引起的例子也不少。總之，肩膀或脖子痠痛被視為針灸、指壓、按摩最有效的症狀之一。

從現代醫學的觀點來看，腰痛的原因從內臟、血管系統、賀爾蒙系統的異常到眼疾方面，多至不勝枚舉。

●神經痛的原因

神經痛有很多種，臉部痛（現代醫學稱為三叉神經痛）、胸部痛（肋間神經痛）、手臂痛（腕神經痛）、腰至腳痛（坐骨神經痛）。

據說臉部的神經痛如果是急激來臨的，是由於體內有過多對人體不必要的有害物，如果是輕微但卻拉長的疼痛，是體內精氣不足。至於胸部痛是由於感情的壓抑、苦悶、憤怒等傷肝引起的。手腳痛是由於風寒或濕邪阻塞氣血流通的經絡。因此，拖延下去將引起氣滯血虛，治療便麻煩了。

●高血壓的原因

中醫學認為實證型的人多食甜食與油膩的東西，體液即偏差，引起水毒，因而血壓上升。

另外，辛辣的東西吃太多，飲酒過多，肝的工作過度亢進，也是血壓上升的原因。當然，實證型的人大多感情起伏激烈，也深深影響血壓。

虛證型的人太過神經質，肝腎的機能失去平衡，發生血的消耗與水的不足，因而苦於頭痛、頭暈目眩等高血壓症。

現代醫學認為高血壓分成兩種，一是有具體原因的高血壓（症候性高血壓），一是原因不明但卻血壓高的高血壓症（本態性高血壓）。

●糖尿病的原因

糖尿病在中醫學叫「消渴」。消渴是口渴的意思，脾胃虛被認為是主要的原因。脾胃虛便容易疲倦，四肢無力，消化不良等，全身出現氣虛的症狀，同時也消耗津液（體液）與血液而傷腎。

腎是蓄精的部位，精是生命體先天上所具備的基本能源，一旦傷了腎，包括胰島素等各種賀爾蒙的分泌便受到不良影響。

脾胃虛的原因是「縱情淫慾，酒食失節……」因此，切莫暴飲暴食最為重要。現代醫學認為糖尿病是胰臟分泌胰島素的功能不足所引起的疾病。

•肝病的原因

肝病的原因有很多，其中之一是因外邪或內傷（由於內因受傷的狀態，尤其精神要因所引起的為大）病邪侵入肝，引起肝的陰陽不和，甚至波及脾胃而發生的病態。

另外，因酒食過度，而傷害了脾的機能，脾的功能消化吸收與營養物水分的輸送力降低，也是原因之一。結果有時併發血虛的症候或腎臟的障礙。

現代醫學把肝病分為急性肝炎、慢性肝炎、肝硬化、肝癌。發病原因最多的是肝炎病毒的感染，一旦演變成慢性肝炎或肝硬化，治療便很困難。

•浮腫虛胖的原因

在中醫學，肺所進行的氣體交換與水液的全身散佈（上焦）、脾胃所進行的消化吸收與水液的輸送（中焦）、腎所進行的水液代謝與尿的排泄（下焦）——以上三者所進行的體液調節機能稱為「三焦氣化」。

浮腫虛胖便是三焦氣化的功能異常所引起的，因此，水液的循環不順，水氣充滿於體內或肌膚。

現代醫學認為浮腫有心臟性與腎性，尤其腎臟病症候群時，引發極高度的浮腫。另外，懷孕後半期也會發生。肥胖的原因大多是過食與運動不足，但也有甲狀腺機能低下的情形。

・呼吸困難的原因

雖然脈搏無異常，但卻心跳加快，此種情形大多是神經性的心悸亢進症。漢方醫學的經典記載「心藏神（精神）」，認為精神上的緊張與心臟有密切的關係；「心藏脈（脈管）」，脈舍神」，瞭解循環系統的心臟作用，重視感情與心臟血管系統的關聯。

呼吸困難在中醫學「屬病肺管」，認為問題在於氣道。

現代醫學認為原因有過度疲勞、鼻塞、神經症、自律神經失調症、氣喘、支氣管炎等、抑或心臟瓣膜症、狹心症、心肌梗塞、大動脈疾患等由於循環器官的疾病所引起。

・咳嗽的原因

中醫學認為咳嗽有外因的肺機能障礙與內因脾的體液排出障礙。痰是炎症性的呼吸器障礙或血管障礙等各種病理的產物，必須明確的查出發生原因。總之，痰是體液失去平衡而產生的，因此，在中醫學痰多的人甚至稱為「濕家」。

氣喘是水氣滯留於肺，加上來自外界的六淫邪氣與體內精神上的變調引起氣亂而發生的。

另外，由於偏食或過勞發生水毒，肺或腎受到侵害而發病的也不少。

●疲勞的原因

跟現代醫學所謂「疲勞」相對應的症狀，中醫學則有「五勞」（五臟的疲勞）》「六極」（六腑的疲勞）、「七情」（精神的疲勞）、「虛勞」（過勞而身心極度疲勞）等各種名詞，大多屬於慢性症狀。

病因都是由於氣的不足（氣虛）損害到肺機能，引起呼吸系統的機能降低，水分的代謝發生障礙，當其影響及於全身時，便發生強烈的疲勞倦怠。

從現代醫學的觀點來看，四肢無力，容易疲勞是一切疾病的初發症狀，切勿等閒視之。尤其潛在性的慢性疾患，如肝炎、腎炎、糖尿病、癌症等，往往先有四肢無力，容易疲勞的現象。

•手腳冰冷的原因

中醫學認為手腳冰冷與臉部發燒在病理上是表裏一體的症狀。在中醫學，人體的外側及上半身屬陽，人體的內側及下半身屬陰，維持平衡，只要氣血運行順暢，人體便維持健康。但陰陽的關係若失去平衡，氣血的運行便不順，引起手腳冰冷或臉部發燒。出現於四肢末端叫「四肢厥逆」的虛寒，出現於頭部或臉部分叫「氣血上逆」的發燒。

現代醫學認為手腳冰冷最多的是鐵質欠乏性貧血，多見於女性。至於原因不明的臉部發燒則屬自律神經失調症。

•頭暈目眩的原因

頭暈目眩的原因有很多：①氣虛（氣的作用不足，中醫認為氣停滯或不足便生病）嚴重，腎機能降低便引起頭暈目眩。②由於肝臟的血與水不足，相對地，肝的功能便異常的亢進，引起頭痛、頭暈目眩。③多餘的水分聚集，形成水毒，侵入頭部而引起的。主要是相當於所謂平衡障礙症候群所引起。

現代醫學認為頭暈目眩有以下各種原因，腦血行障礙、貧血、心臟病、耳朵有關的器官及小腦的異常、高血壓、低血壓等。

•頭痛的原因

中醫學認為頭部是「精神之府」，深為重視。頭部如受到外因或內因的侵害，精神的機能便受阻，氣血便停滯而作痛。

外因以風寒之邪所引起的頭痛最具代表性，且大多伴隨鼻塞、惡寒、發熱等，發病也急。

內因引起的頭痛，發病較緩和，且綿延不斷，治療上也有拖長的傾向，疼痛的地方也有特徵。例如，過勞等引起氣虛時，頭的左邊痛，有晨重晚輕的傾向。

另外，飲食不正常所引起的是額頭正中央一帶疼痛，七情（喜、怒、哀、樂等泛指情緒上）的混亂所引起的疼痛，範圍較廣，甚至有人及於腋下。

•牙痛的原因

牙痛分成實熱所引起與虛熱所引起兩種。

實熱是熱邪的侵襲產生的炎症，例如，病原微生物的感染或溫熱的環境所引起，抑或刺激性的食物、油膩的食物、飲酒過多等所引起的。

至於虛熱是血與水不足腎機能失調所引起的，例如，營養不良、脫水、過勞、自律神經系統的疾病等所引起的。

但實熱與虛熱交相混合的牙痛也不少。

現代醫學認為牙痛有齒髓炎（蛀牙）、齒根膜炎、齒槽膿漏三種。

另外，也有糖尿病的合併症而發生齒槽膿漏的情形。

●皮膚病的原因

首先談一談皮膚病當中最多的濕疹，濕疹的表面有濕性（浸出液多）與乾性（浸出液少），更可細分為陰證與陽證。

發症原因是風濕熱邪侵入皮膚或血虛而發熱。

面皰以血毒引起的最多，可經由去除瘀血治療。

至於蕁麻疹等伴隨激癢的皮膚疾病，係因風邪發生的。

現代醫學認為濕疹或皮膚病是一種文明病，大多由於清潔劑、合成纖維、藥物、食物成分甚或緊張等的刺激而發生或惡化。

・脫毛的原因

常見的脫毛圓形脫毛症，中醫學稱為「鬼剃頭」或「油風」。原因是，外因之一風的邪氣侵襲頭部，也就是頭的一部分有弱點，邪氣便聚集在那兒，引起頭髮脫落，該部分的皮膚或皮下組織枯死。

普通的脫毛仍為外因風、濕、寒的邪氣侵入皮膚，抑或腸管發炎或糞便停滯，風邪熱聚集於皮毛引起的。遺傳上則有血虛，發生局部的氣血不順而脫毛的人。現代醫學認為圓形脫毛症的原因以精神上的緊張為最多。

・眼疾的原因

中醫學認為「肝司眼，五臟六腑的精氣均注於眼睛，經絡均屬於眼睛」，眼睛的狀態與五臟的機能有密切的關係。

至於眼睛疲勞、近視及遠視則認為是由於肝、腎的津液（體液）不足而產生的。其中眼睛疲勞與近視是由於氣衰退、減少，遠視則是由於腎衰退、減少而引起肝、腎的津液不足。

另一方面，白內障也是由於腎所貯藏的精失調而引起肝膽的功能異常，經絡失去調和產生的。現代醫學則認為白內障是眼睛的水晶體混濁，以老人性的佔大部分。

・耳疾的原因

古書上記載「腎氣通耳，腎若和，耳即能聞五音」，強調耳與腎有很深的關聯。因此，耳疾以治療腎虛為根本之道。

至於原因，因激怒、憂慮、驚嚇等氣的功能突然變壞而引起的；再者如過於肥胖，水毒累積的結果，自律神經亢進過剩而引起耳朵失調。

另外，也有因飲食失常或過勞，脾胃的機能降低，不必要的廢物聚集而發生的。

現代醫學則認為外耳道的閉塞或中耳炎，聽覺神經發生疾病，便併發耳鳴與重聽。另外，內耳或中樞神經系統有障礙也會發生重聽。

・鼻子疾患的原因

鼻子是氣道的一部分，與肺有很深的關聯。鼻塞或鼻炎是由於外邪從鼻腔侵襲肺，肺散佈體液與排泄機能轉壞，病態的水分聚集於鼻子而引起的。

另一個原因是身體平素即有熱感，肝膽的機能過剩，循著經絡影響到胸部，使血壓上升或引起頭痛，甚至影響到鼻子，引起鼻子的疾患。

在中醫學，蓄膿症叫「鼻淵」「腦漏」。

現代醫學認為鼻塞的原因最多的是，過敏性鼻炎與鼻中隔彎曲症，蓄膿症最近逐漸減少。

●胃痛的原因

胃痛是氣的鬱滯引起的。主要是自律神經系統的機能失調，而引起腹部的臟器緊張或異常收縮，發生胃痛、食慾不振、噁心、嘔吐等症狀。

氣的鬱滯主要由於精神的緊張或感情的壓抑等，此種與精神情緒有關的，稱為肝氣鬱結。此種狀態繼續下去便引起胃痛。

當然，由於飲食的不節制發生的也不少。腹痛發生的原因非常多：寒積、熱積、食積、血滯、氣滯、氣虛、貧血等，非常複雜。

現代醫學認為，過食之後發生的上腹部疼痛是胃炎或胰臟炎，上腹部隱隱作痛是胃潰瘍，空腹時疼痛是十二指腸潰瘍，周期性的激痛是膽石症。

●食慾不振、胃下垂的原因

沒有食慾，中醫學稱為「不嗜食」「飲食不思」，是脾胃的不調和引起的全身病。中醫學所謂的脾胃，其臟腑的機能跟今日解剖學所謂脾臟的功能是不一樣的，脾胃司掌飲食物的消化、吸收、移動。

另外，胃下垂是中醫學所謂的「脾胃症」（消化機能的減退、胃弱）、「脾胃不和」（腹腔不協調的狀態）所引起的。

現代醫學認為食慾不振、胃下垂似乎大多為伴隨胃弛緩的慢性胃炎。然而，也有胃癌、胃潰瘍、十二指腸潰瘍、甚至肝炎、胰臟炎潛伏的隱憂，因此千萬不要自作聰明，遽下判斷。

●反胃的原因

在中醫學裡，反胃、打嗝之類稱為「吞酸」、「酸心」、「吐酸」。由於某種原因（例如飲食不節制、外界的濕氣等），脾胃的機能失調，飲食進入體內卻生酸，發生反胃、打嗝、消化不良、食慾不振等症狀。

其中也有由於情緒的壓抑或不滿無處發洩，進而「肝氣冒胃」而發生反胃等。

現代醫學則認為反胃是由於某種原因，胃液逆流到食道或食道下部的黏膜發炎及其他的異變，形成過敏狀態，受刺激引起的。

另外，打嗝也有由於飲下大量的空氣而引起的。

●便秘、下痢的原因

便秘大多由於腸管有熱，因為熱的緣故，腸內的水分被吸引，糟粕的輸送不佳，形成大便不通。

另外，也有由於氣虛，腸管的運動降低，而引起便秘。

下痢大部分因脾的機能失調而生濕，濕向腸，增加便中的水分而泄瀉。

病因有風寒暑熱的邪氣、過食、飲酒過多、房事過度、心身過勞、緊張等。

便秘與下痢除非感染、腫瘍等，均為中醫學治療的適應症。

現代醫學認為便秘與下痢均為腸子的緊張狀態、運動機能有異常而發生的。

●自律神經失調的原因

中醫學有所謂「憂則損脾」的說法，也就是說有煩惱或不安的事情，將會傷到脾。脾受到損傷，由於血的留滯而產生血毒，水的停滯而產生水毒。在其影響下，變得全身無力，四肢冰冷，因而心情越沉悶，焦慮與不安更為加強，變成自律神經失調容易併發神經性胃炎或胃潰瘍。而肝膽的機能受損對脾胃也有不良的影響，這叫「氣虛」，元氣逐漸衰亡。

現代醫學把交感神經與副交感神經，失去平衡的狀態，稱為自律神經失調症。

●失眠的原因

失眠、不安、憂鬱的狀態，中國醫學認為是「氣鬱滯」。氣如果鬱滯，身體機能便處於沉潛狀態，身體活動無精打采，脈的狀態沉而慢，消化機能逐漸發生異常。

氣有支配全身的元氣與五臟有關的氣。一旦全身的氣衰頹或鬱滯，便引起水滯或血滯，其結果便發生神經症狀。

從現代醫學的觀點來看，失眠絕大多數屬於由於緊張引起的神經性失眠，另外也有高血壓、腦動脈硬化症引起的。

現代是不安的時代，苦於失眠的人相當多。

●排尿異常的原因

發症原因是腎、脾、肺的機能失調。例如，腎虛則尿固，膀胱失去彈性，排尿次數便增加。

另外，腎與膀胱有熱，水分不再從三焦（漢方獨特的概念，關於呼吸、消化、排泄的機能）循環至膀胱，反而引起閉尿。排尿痛除了外邪引起的，另外，也有精神上的緊張，影響膀胱經而發生的。

現代醫學認為排尿異常的主要原因有前列腺肥大或膀胱炎、尿路結石、尿道炎、腎不全、糖尿病等。另外，也有婦人科疾病引起的，其中也有血壓降下劑的利尿作用而變成多尿的人。

●夜尿症的原因

所謂夜尿症在中醫學稱為「遺尿」或「夜尿」。大多見於三歲以上的兒童，偶爾成人也有。其原因大多由於體質虛弱或脾胃虛而肺氣不足，對膀胱發生不好的影響，形成無法控制。

另外，也有過度疲勞，攝取過多的水分，熟睡而遺尿。體質虛弱則臉色蒼白，四肢冰冷，脾虛則食慾不振，腎虛則小便頻繁。至於肺氣不足則多咳，每咳嗽便洩尿。——以上是按照症狀劃分的。

現代醫學認為夜尿症有心身症的背景。

●生理痛的原因

生理痛的原因乃是由於月經時或產後未適當調養，抑或憤怒、憂鬱、受寒、吃冷食等而血液循環不佳所引起的。

月經不順有肝的功能異常，由於自律神經系統、中樞神經系統的興奮引起的；由於過勞，脾虛引起的；抑或緊張引起的等。

現代醫學則重視賀爾蒙的平衡與否的問題。

然而，產生生理不順、生理痛的原因，有子宮肌瘤或子宮癌，務必仔細留意。

●性無能的原因

性無能是腎虛引起的。腎虛是由於先天性的虛弱、營養不良、性生活過度、慢性病的消耗、老化等而發生的。另外，也可從諸如精神上的打擊、各種各樣的緊張，尋找出原因。

性冷感大多由於心腎不交（心臟機能的失調）所引起。腎與心在機能上關聯頗深，故神經質的人如果有精神上的打擊或煩惱的事情，腎精（生命力的根源）不能順暢地循環於五臟，因而無法感覺快感。

現代醫學認為主要是精神上的原因，位於腰髓的勃起中樞的功能被壓抑，以致於無法勃起，連帶的也變成精力減退。同樣的，冷感症也是以精神上的因素為主的疾病。

●痔的原因

痔的病因繁多。體質虛弱的人由於過勞，包括脾胃的消化吸收的機能衰微而發生，另外，也有人由於下痢或分娩等脾胃變虛弱而發生的。

以上大多見於虛證型的人。至於實證型的人，大多由於過度的酒食或房事，熱邪滯留於大腸，氣血鬱滞而發生的。尤其辛辣、味濃、油膩的食物食用過多的人需要特別留意。

從現代醫學的觀點來看，痔有痔核、裂痔、痔瘻。均為直腸末端至肛門的靜脈叢積血，一部分發腫，引起疼痛、出血。

●關節炎的原因

關節炎在中醫學稱為「痺證」。

痺證是一種症候群，在筋、骨、肌肉發生疼痛、懶洋洋等複合症狀，發生原因在於風寒濕三氣交雜侵入人體。

風寒濕之中，以風邪的症候為主的叫「行痺」，以寒邪的症候為主的叫「痛痺」，以濕邪的症候為主的叫「著痺」，以資區別。

行痺是全身關節遊走性、多發性的疼痛與麻木，行動不便。痛痺是固定性的關節疼痛。著痺是身體或四肢鈍痛，皮膚發麻。

在現代醫學，關節炎屬於疑難雜症之一。

●腎臟病的原因

中醫學有所謂「腎藏精」的說法，認為腎氣與人的發育、成長、老衰的消長有極深的關聯。

但腎臟病並非只是腎不好才發病的，而是由於聯絡肺、脾、腎的經絡，產生某種異常，以致於肺、脾、腎失調而引起的。

如果肺喪失將氣、血、水散佈到全身各處的機能，脾喪失搬運營養的機能，腎失去水分的過濾與再吸收的機能，那麼水氣滯留，產生浮腫，乃是當然。

此一狀態如果繼續下去，那麼腎氣便逐漸衰頹，甚至死亡。

現代醫學認為腎炎有急性與慢性，腎臟病屬於慢性腎炎的一種症型。

●巴金森症的原因

一般所謂的「發抖中風」，大多發生於五十歲以後。手臂發抖，身體僵直，動作遲鈍，面無表情。中醫學認為這是由於風邪、寒邪、濕邪侵襲經絡，妨礙氣血的運行，筋脈營養失調而發生的。

另外，也有由於寒熱鬱積於五臟六腑，妨礙氣血的運行而引起的。

現代醫學尚未完全明白巴金森症的原因，但據說是由於大腦深處的神經傳達物質不足，十幾年前有特效藥出現，但副作用大，是一種使用方法艱難的藥物。

●自閉症的原因

自閉症相當於中醫學的「鬱症」「心悸」「失寢」「虛損」「遺精」等症。發生原因與心、肝、脾、腎等臟腑之氣變虛弱或失調有關。

例如，腎的機能發生異常，心的功能便高亢，因而引起肝的功能亢進，結果便逐漸產生自閉症狀。

另外，如果感情受到抑制，肝的功能也會引起異常，給情緒活動或自律神經系統的活動帶來不良的影響。

現代醫學則認為基本原因在於溝通的障礙，結果便產生自閉症。

●手腳麻痺的原因

中醫學將手腳麻痺，關節不能動彈的症狀稱為「痿證」，無論古今均為難治之疾。

此種疾病首先是六因（六淫）的外邪侵襲手的太陰（手的內側前緣）與腳的陽明（腳的外側前緣）。尤其濕熱（濕邪與熱邪的結合）蓄積，連肺也有積熱。

肺是體內百脈會合之處，在其影響下，百脈弛緩，全身肌肉陷於營養失調的狀態而變成虛弱無力。

現代醫學認為全身的骨骼肌與支配其運動的神經的接合處發生異常，結果引起骨骼肌的肌力低下與無力狀態。

●側彎症的原因

此種疾病在中醫學屬於「痿症」的範圍。痿即萎靡，所謂側彎症指的是構成脊柱的椎骨萎靡，彎曲或歪曲的狀態。

病因是各種內因外因侵襲胃肺，蓄積而生熱，經絡受損而引起的。經絡的機能一旦停止，好比交通阻塞一般，氣血無法運行全身，結果筋骨陷於營養失調的狀態，姿勢也就不端正了。

現代醫學尚未完全明白病因，但側彎症如果放任下去，將對肺與心臟發生不良的影響。

●急性脊髓視神經末梢症的原因

此病乃是典型的由於外因所引起的疾病。亦即由於藥物中毒，五臟六腑受侵襲。症狀除了下痢、腹痛等特有的腹部症狀之外，知覺障礙（麻木感或緊縮的異常知覺）從腳底擴大到下肢全部。有時也伴隨視力障礙。

此種疾病在中醫學稱為「痺證」或「痺痛」。現代醫學則認為病因是整腸劑Chinoform的中毒。

●小兒麻痺症的原因

做為發病原因，肺與陽明（四肢的外側前緣）是關鍵所在。

肺部外與皮毛接觸，內則百脈會合，一旦肺的機能轉弱，六因（六淫）則從皮毛侵入肺，使肺的功能愈為轉弱，而肺的重要使命，氣血水的散佈與不必要的水液的排泄便減低，形成手腳麻痺。

陽明掌管全身經絡分佈的體表肌肉系統，一旦陽明被濕熱（濕邪與熱邪結合而成的）侵害，則經絡不順暢而發病。現代醫學將小兒麻痺分為腦性麻痺與脊髓性麻痺。

健康加油站

1 糖尿病預防與治療
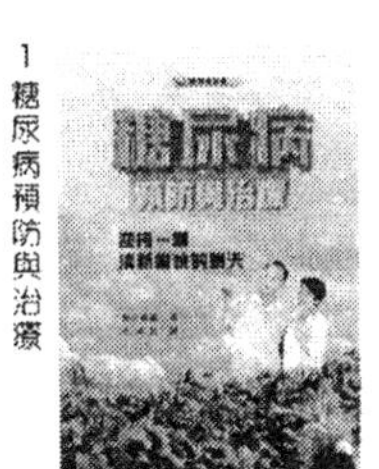
定價200元

2 胃部機能與強健
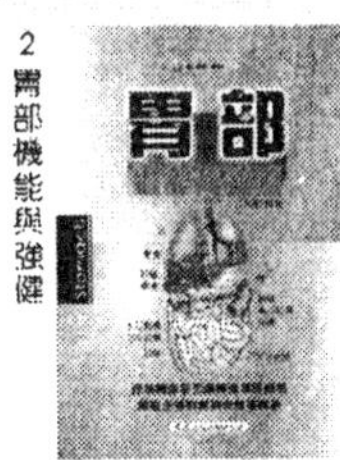
定價180元

3 不孕症治療
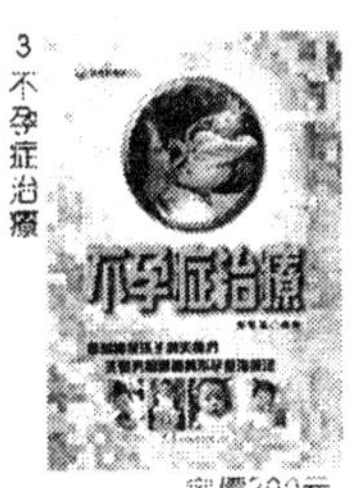
定價200元

4 簡易醫學急救法
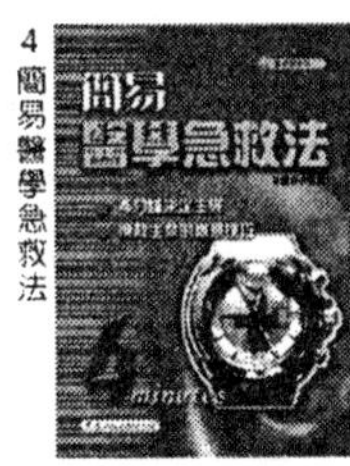
定價200元

5 肥胖健康診療
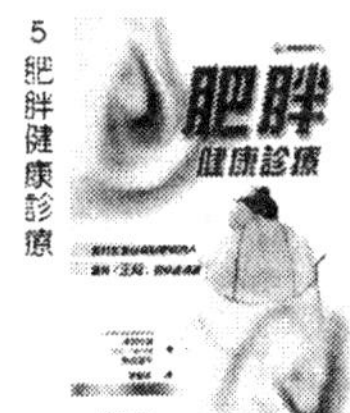
定價200元

6 肝功能健康診療
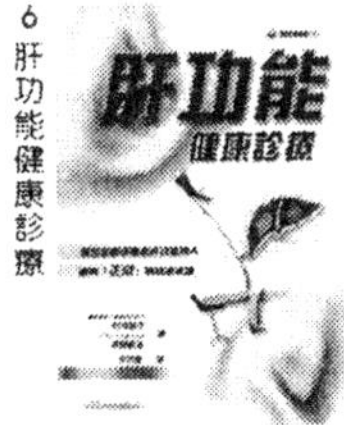
定價200元

7 高血壓健康診療
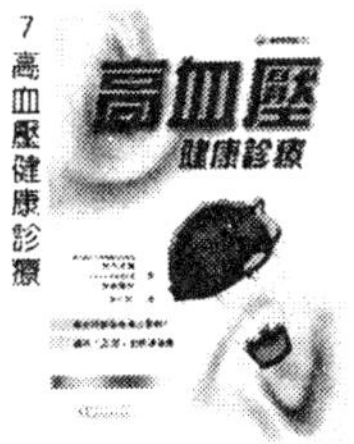
定價200元

8 高血糖值健康診療
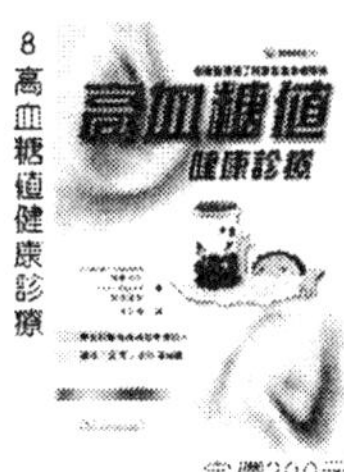
定價200元

9 尿酸值健康診療
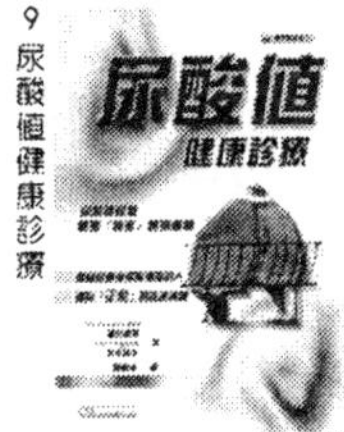
定價200元

10 膽固醇中性脂肪健康診療
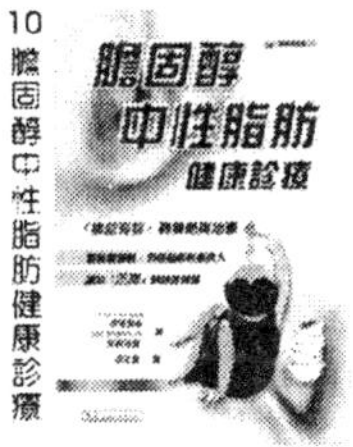
定價200元

11 痛風劇痛消除法
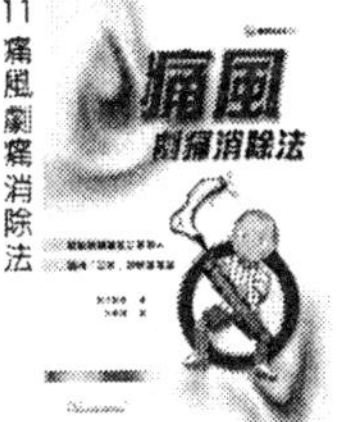
定價180元

12 三溫暖健康法
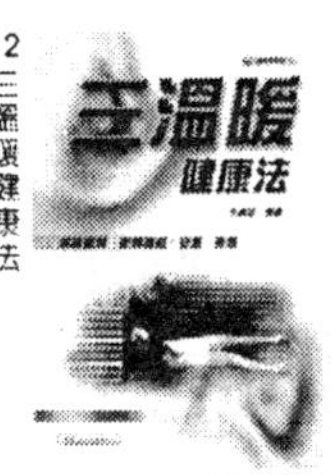
定價180元

13 手・腳病理按摩
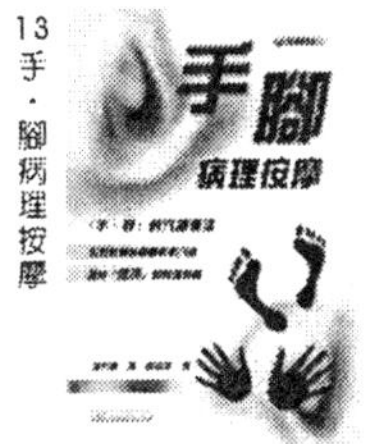
定價180元

14 B型肝炎預防與治療
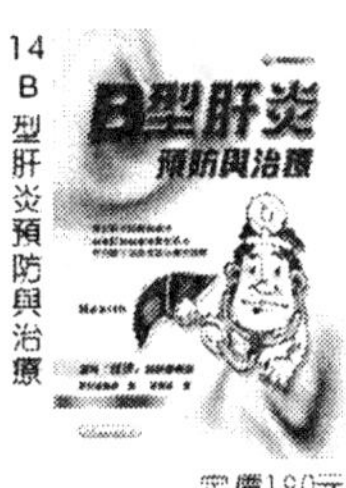
定價180元

15 吃得更漂亮、健康
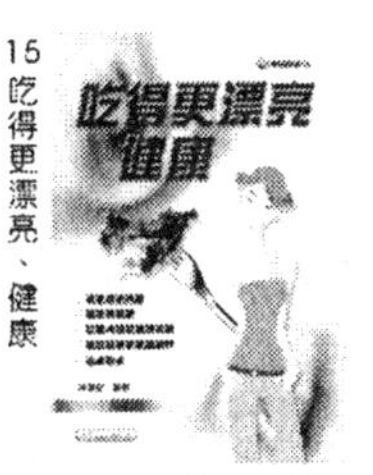
定價180元

16 茶使您更健康
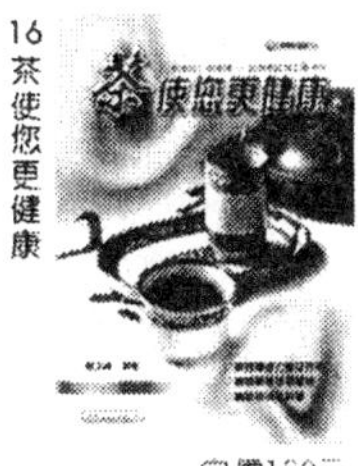
定價180元

17 圖解常見疾病運動療法
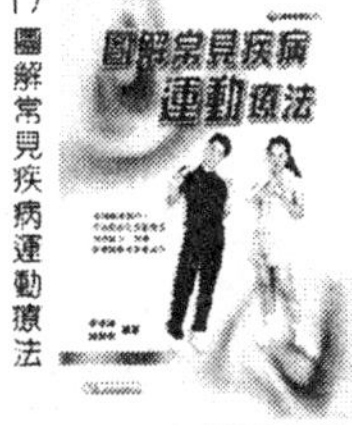
定價180元

18 科學健身改變亞健康
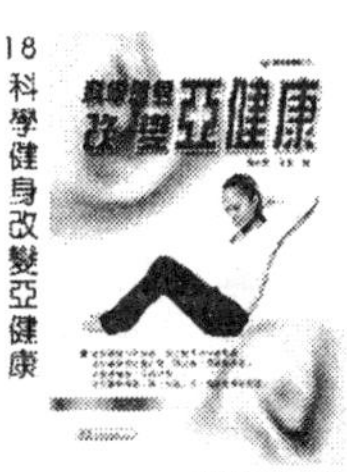
定價180元

常見病藥膳調養叢書

1 脂肪肝四季飲食

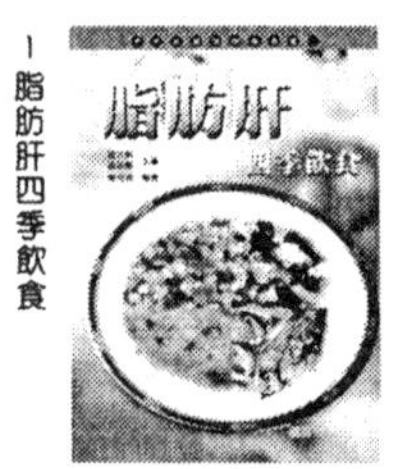

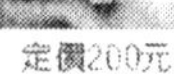

定價200元

2 高血壓四季飲食

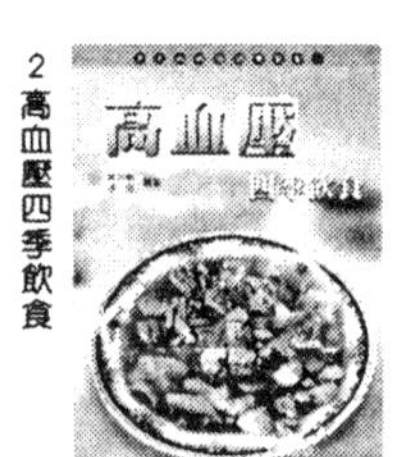

定價200元

3 慢性腎炎四季飲食

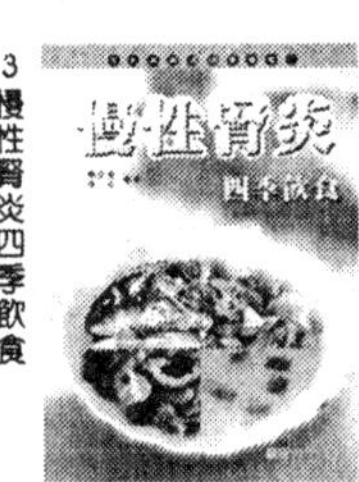

定價200元

4 高脂血症四季飲食

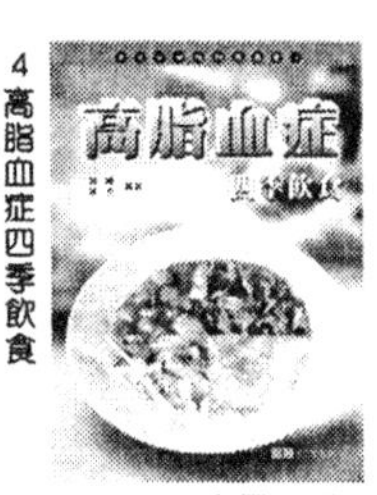

定價200元

5 慢性胃炎四季飲食

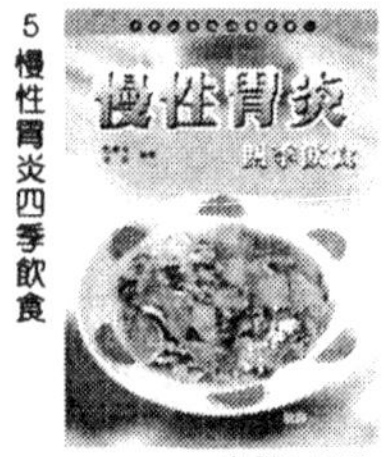

定價200元

6 糖尿病四季飲食

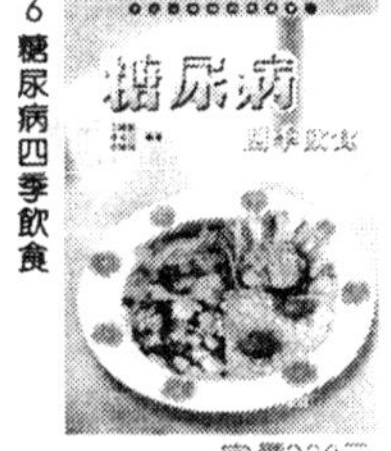

定價200元

7 癌症四季飲食

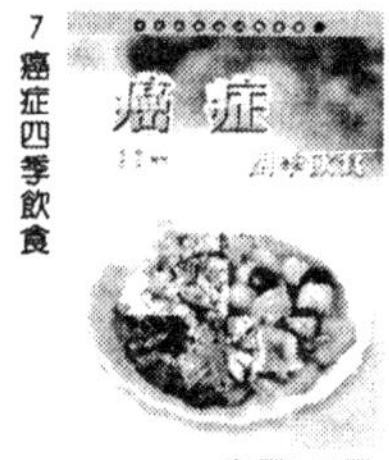

定價200元

8 痛風四季飲食

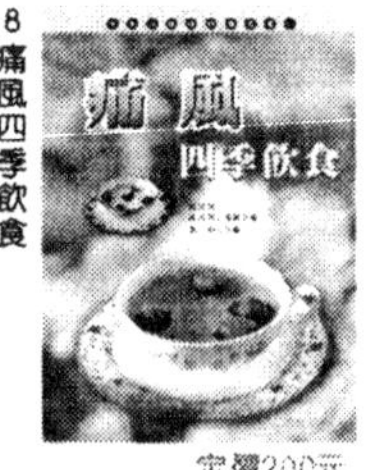

定價200元

9 肝炎四季飲食

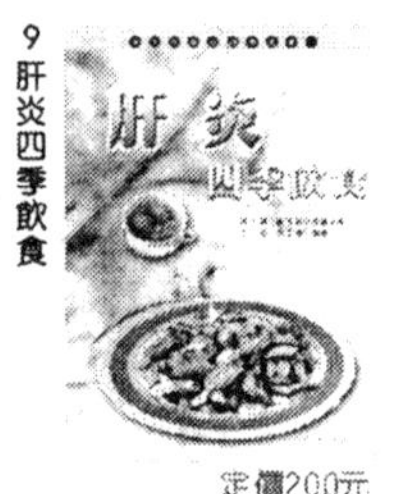

定價200元

10 肥胖症四季飲食

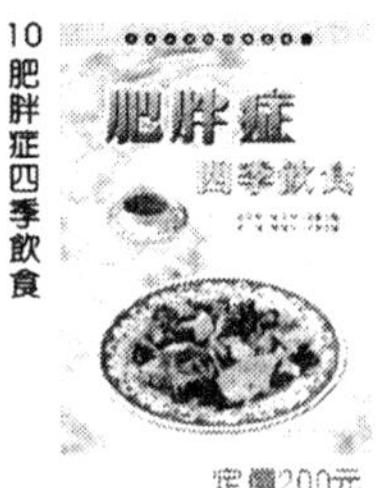

定價200元

11 膽囊炎、膽石症四季飲食

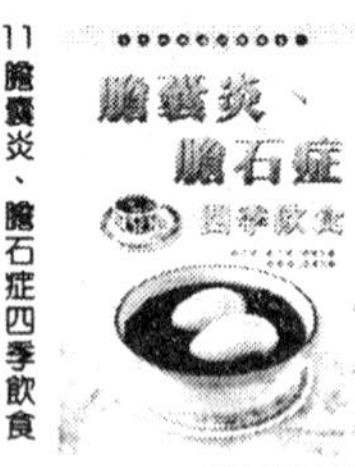

定價200元

品冠文化出版社

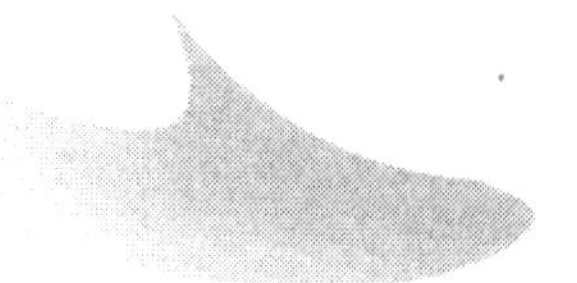

歡迎至本公司購買書籍

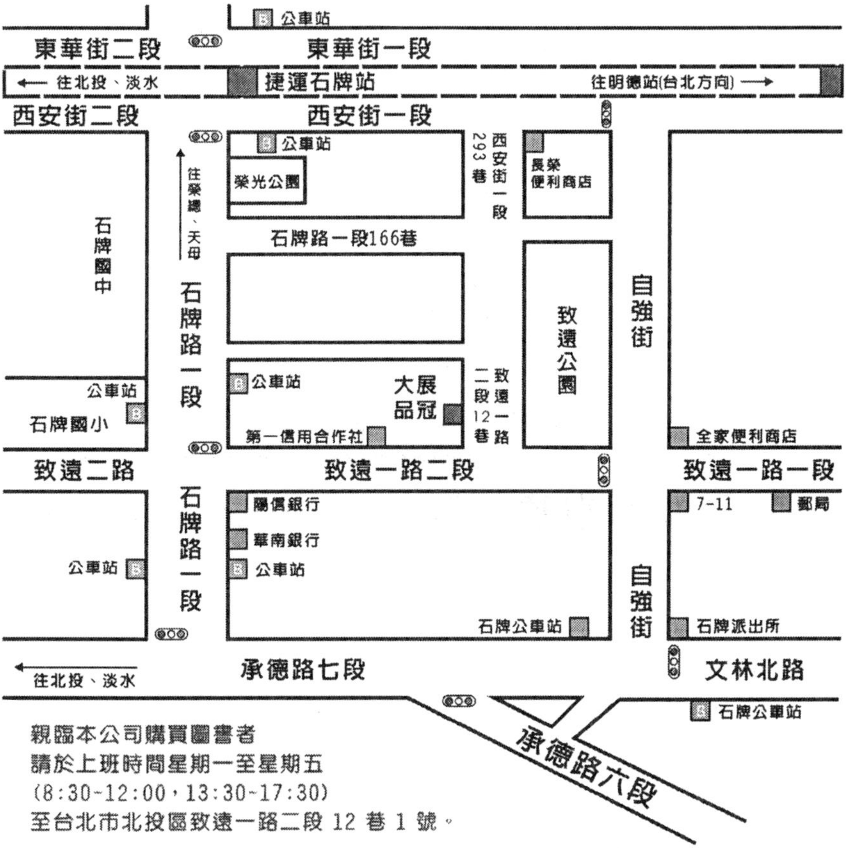

公車站
東華街二段
東華街一段
← 往北投、淡水
捷運石牌站
往明德站(台北方向) →
西安街二段
西安街一段
公車站
榮光公園
西安街一段293巷
長榮便利商店
往榮總、天母
石牌國中
石牌路一段166巷
自強街
致遠公園
石牌路一段
公車站
大展品冠
二段12巷
致遠一路
公車站
石牌國小
第一信用合作社
全家便利商店
致遠二路
致遠一路二段
致遠一路一段
陽信銀行
7-11
郵局
華南銀行
公車站
公車站
石牌路一段
自強街
石牌公車站
石牌派出所
承德路七段
文林北路
往北投、淡水
石牌公車站
承德路六段

親臨本公司購買圖書者
請於上班時間星期一至星期五
(8:30~12:00，13:30~17:30)
至台北市北投區致遠一路二段 12 巷 1 號。

建議路線

1.搭乘捷運

淡水線石牌站下車，由出口出來後，左轉(石牌捷運站僅一個出口)，沿著捷運高架往台北方向走(往明德站方向)，其街名為西安街，至西安街一段293巷進來(巷口有一公車站牌，站名為自強街口)，本公司位於致遠公園對面。

2.自行開車或騎車

由承德路接石牌路，看到陽信銀行右轉，此條即為致遠一路二段，在遇到自強街(紅綠燈)前的巷子左轉，即可看到本公司招牌。

國家圖書館出版品預行編目資料

簡易萬病自療保健／伍德和編著
－初版－臺北市，大展，民 96
面；21 公分－（健康加油站；19）
ISBN 978-957-468-516-5（平裝）
1. 中國醫藥 2. 治療法
413.2　　95025461

【版權所有・翻印必究】

簡易萬病自療保健

ISBN-13：978-957-468-516-5
ISBN-10：957-468-516-0

編 著 者／伍　德　和
發 行 人／蔡　森　明
出 版 者／大展出版社有限公司
社　　址／台北市北投區（石牌）致遠一路 2 段 12 巷 1 號
電　　話／(02) 28236031・28236033・28233123
傳　　真／(02) 28272069
郵政劃撥／01669551
網　　址／www.dah-jaan.com.tw
E-mail／service@dah-jaan.com.tw
登 記 證／局版臺業字第 2171 號
承 印 者／國順文具印刷行
裝　　訂／建鑫裝訂有限公司
排 版 者／千兵企業有限公司
初版1刷／2007 年（民 96 年） 3 月

定　價／220 元

●本書若有破損、缺頁敬請寄回本社更換●

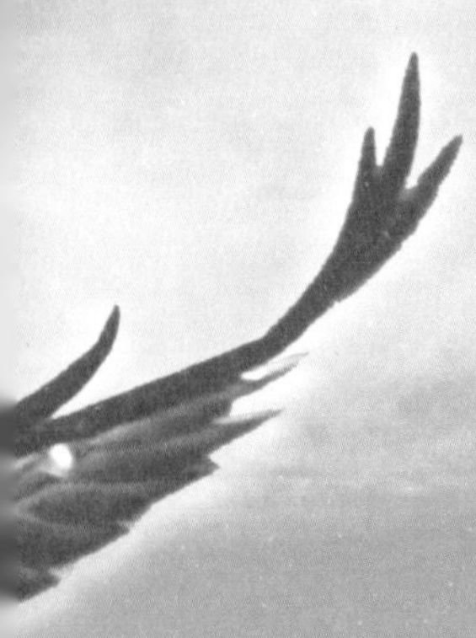

大展好書　好書大展

品嘗好書　冠群可期

大展好書　好書大展

品嘗好書　冠群可期

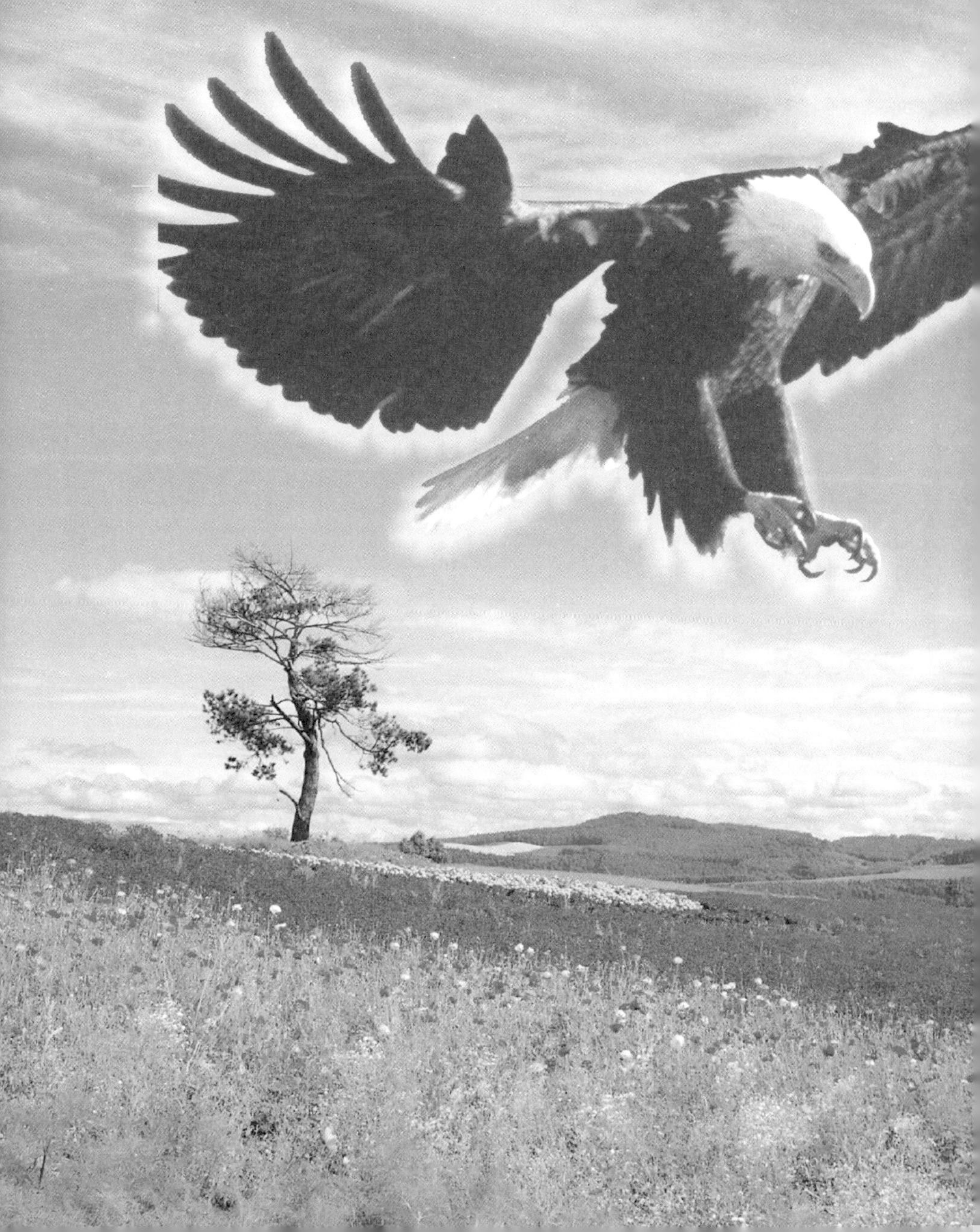